U0204423

[美]埃里克·伯恩　著
田媛　译

人间游戏

开明出版社

图书在版编目（CIP）数据

人间游戏 / (美) 埃里克·伯恩著；田媛译. —北
京：开明出版社，2023.7

ISBN 978-7-5131-8056-6

Ⅰ.①人… Ⅱ.①埃… ②田… Ⅲ.①游戏—精神疗
法 Ⅳ.①R749.055

中国国家版本馆CIP数据核字（2023）第063553号

责任编辑：卓玥　张慧明

书　　名：人间游戏
出版人：陈滨滨
著　　者：［美］埃里克·伯恩
出　　版：开明出版社（北京市海淀区西三环北路25号青政大厦6层）
印　　刷：保定市中画美凯印刷有限公司
开　　本：880mm×1230mm　1/32
印　　张：8
字　　数：140千字
版　　次：2023年7月 第1版
印　　次：2023年7月 第1次印刷
定　　价：45.00元

印刷、装订质量问题，出版社负责调换。联系电话：（010）88817647

谨以此献给我的患者和学生，是他们让我越来越明白人间游戏和生活的意义，如今这种教导仍在继续。

目录

前 言

　　本书主要是本人所著的《沟通分析心理治疗》[1]的续篇，但为方便读者独立阅读和理解，在撰书之前，我对本书做了精心规划。本书第一部分总结了游戏分析和清楚理解"游戏"所必需的理论。第二部分介绍了各种游戏。第三部分在之前的基础上增加了新的临床和理论资料，使我们能在某种程度上理解什么是"不受游戏影响"的。想要进一步了解本书背景，可参考《沟通分析心理治疗》。两本书都读过的人会发现，本书除了在理论上有所延伸，还在进一步思考及研读的基础上，融入了最新的临床资料，并在术语和观点上做了一些细微的调整。

　　我的学生及讲座听众要么希望我提供

游戏的列表，要么期待我进一步阐释之前讲解沟通分析原理时仅是简单举例提及的游戏。非常感谢我的学生和听众，正是应其殷切的要求，本书应运而生。我还由衷地感谢众多的患者，是他们勇于暴露在游戏中，并观察和发现新游戏，还为其命名；我尤其要感谢芭芭拉·罗森菲尔德女士（Barbara Rosenfeld），她对倾听的艺术与意义有很多真知灼见；此外，还要感谢梅尔文·博伊斯先生（Melvin Boyce）、约瑟夫·康卡农先生（Joseph Concannon）、富兰克林·恩斯特医生（Franklin Ernst）、肯尼思·埃弗茨医生（Kenneth Everts）、戈登·格里特医生（Gordon Gritter）、弗朗西斯·马森夫人（Frances Matson）和雷·波因德克斯特医生（Ray Poindexter），是他们独立发现并确认了很多游戏的意义。

克劳德·施泰纳先生（Claude Steiner）是旧金山社会精神病学研讨会的前任主任，现任教于密歇根大学心理学系。在此特别提到他是基于以下两个原因：一是他首次开展实验证实了本书探讨的很多理论，二是这些实验在很大程度上澄清了自主性和亲密的本质。我也要感谢研讨会的财务秘书维奥拉·利特小姐（Viola Litt）以及我的私人秘书玛丽·N. 威廉姆斯夫人（Mary N. Williams），感谢她们的不断帮助。最后感谢安妮·加勒特（Anne Garrett）帮忙审阅校稿。

语义学说明

为简单起见，本书主要从男性视角来阐释这些游戏，除非游戏具有明显的女性特征，这另当别论。因此，我们通常将游戏主角设定为"他"，但这绝非性别偏见，因为除非另有所指，否则用"她"也很容易概述同样场景，但须做必要的调整说明。如果游戏的女性主角与男性主角差异巨大，本书会区别讨论。我们同样不带偏见地用"他"来表示书中提到的治疗师。本书的词汇和观点主要针对执业临床医师，但其他职业人士也能从中找到乐趣或发现有用之道。

沟通游戏分析应当与另一门正在兴起的姊妹科学——数学游戏分析加以区分，尽管书中使用了一些术语，例如"回报"，但目前它主要归于数学范畴。对于游戏的数学理论，请详细参考 R. D. 鲁斯（R. D. Luce）和 H. 雷法（H. Raiffa）所著的《游戏与决策》[2]。

——加利福尼亚州，卡梅尔市，1962 年 5 月

参考文献

[1] Berne E. *Transactional Analysis in Psychotherapy*.New York: Grove Press, Inc., 1961.

[2] Luce R. D., Raiffa H. *Games & Decisions*. New York: John Wiley & Sons. Inc., 1957.

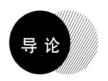

一　社会交往

《沟通分析心理治疗》[1]已极为详尽地阐释了社会交往理论，现概述如下。

斯皮茨（Spitz）[2]发现，如果婴儿长期得不到安抚，往往会陷入一种不可逆的生理衰退，最终死于并发疾病。事实上，这就是他所谓的情感剥夺会造成致命性的后果。这些实验观察得出了"刺激—渴望"（stimulus-hunger）这一概念，并表明人们最喜欢的刺激是由身体的亲密接触产生的，从日常生活经验中不难得出这一结论。

在感官剥夺的成人中也能发现类似现象。实验条件下，此类感官剥夺可能引发短暂性精神疾病，或至少导致暂时性精神障碍。在以前，社交剥夺或感官剥夺已对被判长期监禁的人产生了相似影响。实际上，单独监禁是最令人恐惧的惩罚之一，甚至让那些对肉体酷刑习以为常的罪犯都望而生畏 [3][4]，而如今它成为一种臭名昭著的诱导政治服从的手段。（与此相反，目前对抗政治服从的最佳武器是参与社会组织 [5]。）

从生物学层面上讲，情感剥夺与感官剥夺往往导致或诱发机体的质性改变。若脑干的网状激活系统 [6] 未受到充分刺激，而该刺激至少会间接促发神经细胞的退行性病变。这可能是营养不良引起的继发效应，正如在消瘦症患儿身上发生的那样，营养不良本身或许就是婴儿遭受冷漠待遇的产物。因而我们可以假想存在着这样一条生物链：由情感剥夺和感官剥夺引发冷漠，继而产生退行性病变直至机体最终死亡。在这种意义上，"刺激—渴望"和"食物—渴望"一样，对人类机体的生存有着同等重要的意义。

事实上，无论在生物学层面，还是在心理学或社交层面，"刺激—渴望"概念在很多方面与"食物—渴望"极为类似。我们很容易将一些词汇从营养范畴转移到感知范畴，诸如营养不良、满足、美食家、暴饮暴食、美食达人、禁欲主义者、烹饪艺术和烹饪大师。过度饮食与过度刺激是极为相似的。在这两个范畴中，当供应充足并且菜单多样化时，一般情况下个人特质会极大影响个人的选择。这当中有一些甚至很多特质可能是与生俱来的，不过这与我们此处探讨的问题无关。

社会精神病医生所关注的是，正常生长的婴儿在与母亲分离后将会发生什么。至此为止所讲的内容可用如下的俗语[7]概括为："如果你没得到安抚，你的脊髓就会萎缩。"因此，在与母亲的亲密关系阶段结束后，每个人都穷尽余生不断挣扎在命运与生存之间的两难境地中，其中一方面是指社会的、心理的和生物学的多种力量一直妨碍着个体继续获得婴儿般的身体亲密；另一方面，是指他为获得身体亲密接触所做的不懈努力。大部分情况下他将妥协。他学会了用更为微妙甚至象征性的处理方式（甚至仅是轻微的点头便能在某种程度上满足他的需求），尽管他对身体接触的最初渴望仍旧有增无减。

这一"妥协"的过程有多种叫法，例如"升华"；但无论怎样称呼，其结果都是婴儿式的"刺激—渴望"被部分转化为"认同—渴望"。随着"妥协"愈加复杂，每个人对认同的追求便会趋于独特，正是这种差异使社会交往变得多元化，并决定了一个人的命运。一位电影演员可能每周需要来自匿名的和普通追慕者的上百次安抚，才能防止他的脊柱萎缩①，而一位科学家可能每年只需来自一位大师的一次安抚就能保持身心的健康。

亲密的身体接触统称为"安抚"（stroking）；它实际上有多

---

① "防止他的脊柱萎缩"是一种电影演员中常见的比喻说法，指防止他失去表演的活力。——译者注

种不同的表现形式。有些人会直接抚摸一个婴儿，有的人会拥抱或轻拍婴儿，还有些人会打趣地捏捏他或用指尖轻弹他。所有这些行为都有其对应的沟通方式，所以，通过倾听一个人讲话就能预测他会如何对待一个婴儿。若将"安抚"的意义延伸，就能用其通俗地表示任何认同他人存在的行为。因此，"安抚"可作为社交行为的基本单位。对"安抚"的一次交换便构成了一次沟通，它是社会交往的构成要素。

就游戏理论而言，在生物学意义上任何形式的社会交往都好过完全没有交往。S. 莱文（S. Levine）[8] 已通过他著名的老鼠实验证实了这一原理。实验发现，"安抚"不仅对身体、心理和情感发展有积极的效用，同时还能有效刺激大脑的生物化学构成，甚至可以抵抗白血病。这些实验的显著特征在于，温柔的"安抚"与痛苦的电击对促进动物健康而言效力相等。

确认了以上所述的内容，我们才更有信心继续下面的论述。

二　时间结构化

我们承认，婴儿式的安抚及其予以成年人的象征性对应——认同——都具有其存在价值。那问题是，接下来会发生什么？通俗来讲，人们在互相问候之后会做什么？人们的问候是否仅为口头的一声招呼"嗨"？还是持续几个小时的东方式礼仪呢？在讨论完"刺激—渴望"和"认同—渴望"后，我们继而得出"结构—渴望"（structure-hunger）的概念。长期困扰着青少年的一个问题是："（寒暄）之后你要对他（她）说什么？"不只是青少年，对很多人而言，没有什么比社交中断更尴尬的事了：这是一段沉默的或称为非结构化的时间，除了"你不觉得今晚这堵墙是垂直的吗？"，现场没人能想出一个更有趣的话题来聊了。人类一个永恒的问题就是如何将其非睡眠时间结构化。从这个意义上讲，所有社交生活的存在就是为这个问题提供帮助。

对时间结构化的操作行为可称为程序化（programming），它包含三个方面：物质的、社会的和个人的。最常见的、方便的、舒适而实用的安排时间的方法是通过制订规划来处理外在现实的物质，即我们通常所讲的工作。在技术层面上，这种时间规划被称为活动；而在此用"工作"一词不大妥当，因为社会精神病学的一般理论认为，社会交往也是工作的一种形式。

物质程序化（material programming）是人们在应对外在现实的兴衰变迁中产生的；在此，只有当人类活动形成一个包含"安抚""认同"及其他更复杂的社交形式在内的体系时，物质程序化才有其意义。物质程序化首先不是一个社会问题，它在本质上以数据处理为基础。建造一艘船需要经过一系列长时间的测量和可能性估算，而为有效推进造船活动，任何社会交往互动都须置于次要的地位。

社会程序化（social programming）催生出传统的仪式化或半仪式化交往。它的主要判定标准是能被当地人所接受，也就是我们熟知的"礼貌待人"。世界各地的父母都会教导孩子要懂礼貌，也就是让孩子明白怎样恰当地问候、用餐、排泄、求偶和哀悼，以及如何有礼有节地展开话题式对话。这种有礼有节构成了为人处世的智慧，其中有些是通用的，而有些仅适用于当地。有些地方禁止进餐时打嗝或问候他人的妻子，而在别的地方这类行为反而得到鼓励；这些特定的沟通之间确实存在高度的负相关。通常在允许进餐打嗝的地方，问候他人的妻子绝非明智之举；而在允许向他人妻子问候的地方，最好不要进餐打嗝。正式的沟通仪式之后通常会迎来半正式的话题式谈话，可将后者称作"消遣"，以对两者加以区分。

随着人们彼此相熟，交往中越来越多的个人程序化（individual programming）便悄然而至，因而带来了"事故"。这些事故表面上看来纯属偶然，也会被当事人认定为偶然事件，但经过仔细考察你会发现，它们往往遵循某些易于分类的明确模式，并且有一些潜在规则限制了事故的发展次序。在霍伊尔（Hoyle）看来，只要人们按照规则行事，无论他们表现出友好还是敌意，这些规则便会隐藏不见，而一旦有人违背了规则，它们便现身说法了，并象征性地大喊："犯规！"与消遣不同，这样的发展顺序更多基于个人程序化而非社会程序化，在此可称之为游戏（game）。家庭生活和婚姻生活以及各类组织生活，都有可能年复一年地在演绎着同一游戏的不同变体。

"大部分社交活动是由游戏构成"，但这并不一定意味着游戏"好玩"或者当事人没严肃参与。一方面，足球比赛及其他体育"游戏"也许一点儿也不好玩，运动员们也需要保持严肃；这类游戏与赌博和其他形式的"游戏"类似，都可能非常危险，甚至是致命的。另一方面，某些作家如赫伊津哈（Huizinga）[9] 将诸如食人宴等残酷的事实也纳入"游戏"之列。因而将自杀、酗酒、吸毒、犯罪或精神分裂症等悲剧性行为称为"玩游戏"并非不负责任之举或轻率野蛮之谈。人间游戏的本质特征不是指参与者的情感虚伪，而是其情感受到了规则约束。一旦显露出不合规则的情感，社会便会对之施以处罚，由此我们便能看出这点。游戏可能非常危险，甚至危及生命，但只有违背规则时，才会有严厉的社交惩罚。

消遣和游戏是现实生活的真实亲密的替代物。正因如此，消遣和游戏仅被看作初步交涉阶段，而不是真正的人际结合，因此它被描绘为一种有害的游戏形式。当社交中的个体化程序（通常是本能的）愈演愈烈，消遣和游戏及其隐蔽的制约和动机便开始让步，亲密由此产生。亲密是唯一能满足"刺激—渴望""认同—渴望"和"结构—渴望"的方法。亲密的原型是充满爱意的受孕行为。

"结构—渴望"具有与"刺激—渴望"同等的存在价值。"刺激—渴望"和"认同—渴望"表明人们需要避免感官饥饿和情感饥饿，感官和情感的缺失都会导致生理机能的退化。"结构—渴望"表达了避免无聊的需求，而基克格德（Kierkegaard）[10]曾提出，这是时间的非机构化（即没有合理安排时间）带来的恶果。如果这种非结构化再持续任意一段时间，无聊就演化成情感饥饿，并且带来相同的后果。

一个人独处时有两种安排时间的方式：活动和幻想。有的人即便在他人面前也可能维持独处状态，每位教师都深谙此点。当个体加入两人或多人的社会集体时，就出现了几种规划时间的方式，根据复杂程度可分为：（1）仪式；（2）消遣；（3）游戏；（4）亲密；（5）活动。其中任何一种都可与其他类型构成一个体系。该社会集合中的每位成员都想从与其他成员的沟通中获取尽可能多的满足感。他越是平易近人，所能获得的满足感越多。他的大部分程序化的社会交往都是自发而为。由于某些"满足感"是在诸如自我毁灭型这类程序化模式下获取的，我们很难用通常意义上的"满足"去辨识，因此最好使用一些中立性的词语来替换，比如"收益"或"获益"。

社交接触的获益是围绕身体和心理两方面的平衡展开的。

它们与以下因素相关：（1）缓解紧张情绪；（2）避免有害情境；（3）获得安抚；（4）维持既定的平衡。生理学家、心理学家和精神分析学家都已经对这些因素进行了大量详尽的调查和讨论。若将这些术语用到社会精神病学领域，可表述为：（1）内在原发获益；（2）外在原发获益；（3）继发获益；（4）存在性获益。前三种获益与弗洛伊德所描述的"疾病获益"相对应，分别是：内在原发性获益（the internal paranosic gain）、外在原发性获益（the external paranosic gain）和继发性获益（the epinosic gain）[11]。经验表明，从获益角度去研究社会沟通比把它们看作防御型行为更具裨益和启发性。首先，最好的防御是不参与任何形式的交往；其次，"防御"概念只包含了前两类获益中的部分内容，而第一、二类获益的剩余部分及第三、四类获益均不涉及此类概念。

无论是否纳入我们所讨论的活动体系，最令人满意的社会接触形式当属游戏和亲密。能长期维持的亲密较为罕见，它主要属于个人私事；有意义的社会交往通常以游戏的形式展开，这也是本书讨论的主要话题。想要进一步了解时间结构化的知识，请参阅本人关于群体动力学的著述[12]。

参考文献

[1] Berne E. *Transactional Analysis in Psychotherapy*. New York: Grove Press Inc., 1961.

[2] Spitz R. *Hospitalism: Genesis of Psychiatric Conditions in Early Childhood*. Psychoanalytic Study of the Child. 1945,(1): 53–74.

[3] Belbenoit René. *Dry Guillotine*. New York: E.P.Dutton & Company, 1938.

[4] Seaton G.J. *Isle of the Damned*. New York: Popular Library, 1952.

[5] Kinkead E. *In Every War But One*. New York: W.W.Norton & Company, 1959.

[6] French J.D. The Reticular Formation. *Scientific American*. 1957,(196): 54–60.

[7] 本书所用的"俗语"是指在旧金山社会精神病学研讨会中长年累月不断积累总结而出的口语化表达。

[8] Levine S. Stimulation in Infancy. *Scientific American*. 1960,(202): 80–86; Levine S. Infantile Experience and Resistance to Physiological Stress. *Science*. 1957,(126):405.

[9] Huizinga J. *Homo Ludens*. Boston: Beacon Press, 1955.

[10] Kierkegaard S, edited by R.Bretall. *A Kierkegaard Anthology*. Princeton: Princeton University Press, 1947:22.

[11] Freud S.General Remarks on Hysterical Attacks. *Collected Papers*, London: Hogarth Press, 1933,(II):102.

Freud S. Analysis of a Case of Hysteria. 同上 ,(III):54.

[12] Berne E. *The Structure and Dynamics of Organizations and Groups*. Philadelphia and Montreal: J.B.Lippincott Company, 1963. （详见第 11、12 章）

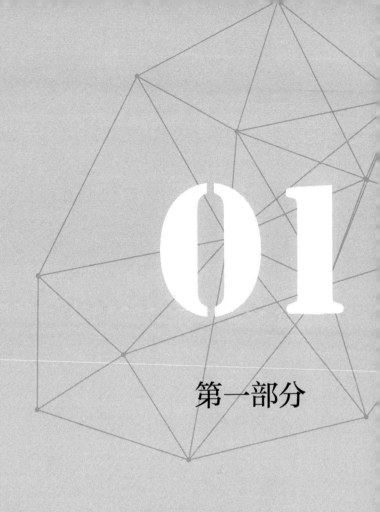

01

第一部分

游 戏 分 析

第一章　结构分析

　　通过观察人们自发性的社会活动（大部分活动在某种类型的心理治疗团体中有效进行），我们发现，人们的姿势、观点、声音、用词及其他方面在社交中会不时表现出显著的变化。这些行为变化通常伴随着情感的改变。就个体而言，一套特定的行为模式对应一种心理状态，另一套行为模式则与另一种心理状态相关，且往往不同于前一种模式。这些变化和差异便诞生了自我状态（ego states）这一概念。

　　若用专业术语表达，一种自我状态在现象上可被描述为一套连贯一致的情感体系，在操作方面则是一套连贯的行为模式。用更为贴切实际的术语来讲，自我状态就是一种伴随着一套相关的行为模式的情感体系。每个人似乎都拥有一个有限的自我状态集合，它们并不代表人们的角色，而是人们的心理现实状态。这些自我状态可分为以下三类：（1）与父母式形象的心理状态相似的自我状态；（2）自发地对现实进行客观评估的自我状态；（3）在儿童早期就已定型的、能反映过往却依然活跃着的自我状态。其专业称谓分别是，外显心理（exteropsychic）自我状态、新近心理（neopsychic）自我状态以及原初心理（archaeopsychic）自我状态。通俗来讲，就是父母自我状态、成人自我状态和儿童自我状态，这三个简单术语适用于除最正式场合以外的所有讨论情境。

因此，在任意时刻，处于社交集合中的每个个体都会呈现出一种父母式、成人式或儿童式的自我状态，并且参与者能在不同程度上从一种自我状态转换到另一种自我状态。基于观察，我们总结出了一些诊断性表述。"那是你的父母自我状态"是指"你现在的心理状态和你的父母（或父母的替代者）曾经常出现的某种心理状态相似，你现在就和他当时的姿势、手势、用词或情绪等的反应完全一样"。"那是你的成人自我状态"是指"你刚刚主动而客观地评估了现状，并正以一种不偏不倚的方式陈述着你的思考过程、你意识到的问题或得出的结论"。"那是你的儿童自我状态"是指"你的反应方式和意图与你还是小孩子时一样"。

其含义是：

1. 每个人都曾有过父母（或父母的替代者），他们所拥有的一套自我状态重现了父母的某些自我状态（就像他理解的父母的状态那样），这些父母自我状态会在某种情形下被激活（心理外显功能）。通俗来讲，就是："每个人心中都带着他的父母。"

2. 只要能激活适当的自我状态（新近心理功能），每个人（包括儿童、智障和精神分裂症患者）都能客观地处理数据。通俗来讲，就是："每个人身上都有一个成人自我。"

3. 每个人都曾经历过比现在的自己年龄小的阶段，他心中的自我状态是在过去被固化了的遗留特质，并能在某种情况下被激活（原初心理功能）。通俗来讲，就是："每个人内心都有一个小孩子。"

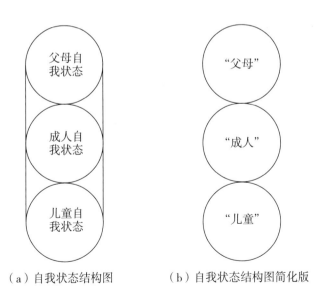

（a）自我状态结构图　　　（b）自我状态结构图简化版

图 1-1 自我状态结构图及简化版

现在我们应当来看一下图 1-1（a），它被称为自我状态结构图。目前来看，该图展示了一个人完整的人格体系。它包含了父母自我状态、成人自我状态和儿童自我状态。三种状态彼此独立，是因为它们之间差异明显且通常不一致。一个初读本图的人可能并不能发现这种差异，但只要他努力研究结构化诊断，他很快就会被这些区别深深吸引，并产生深刻印象。为了方便讨论，在下文中，我们在称呼真实意义上的父母、成人和儿童时将直接使用父母、成人和儿童这三个词汇；而在代指各种自我状态时，我们将用带引号的"父母""成人""儿童"来表示这些自我状态。图 1-1（b）是自我状态结构图的简化版。

在我们结束结构分析的话题之前，有必要对一些相关的复杂问题做进一步说明。

1. 结构分析中从不使用"孩子气的"（childish）一词，因为"孩子气的"含有不恰当的偏见色彩，代表某些必须予以阻止或摆脱的事物。我们使用"孩子般的"（childlike）一词来描述儿童自我状态（一种原初的自我状态），因为该词含有更多生物学层面的意义，不带偏见色彩。事实上，儿童自我状态在很多方面都是人格中最弥足珍贵的部分，它之于个人生活的价值正如现实中的儿童给家庭生活带来的贡献，这其中富有魅力、趣味和创造力。如果一个人的儿童自我状态处于较为混乱或不健康的状态，那将带来不幸的结果，但是我们可以并且应该想办法予以解决。

2. "成熟"（mature）和"不成熟"（immature）同样不用于结构分析。结构分析中并没有"不成熟的人"一说，只存在被儿童自我状态不恰当或无效控制的人；而所有人都具备一个完整而结构健全的成人自我状态，只是有待发觉或激活。与此相反，所谓的"成熟的人"是指那些能在大部分时间由成人自我状态主导的人，只是他们也会像其他人一样偶尔被儿童自我状态所控制，其结果往往令人不安。

3. 应当注意到，父母自我状态以两种形式呈现：直接活跃的自我状态和作为间接影响力的自我状态。当父母自我状态被直接激活时，他的反应就和自己的父亲（或母亲）真实的反应一样（"像我这样做"）。当父母自我状态作为间接的影响力时，他会按照父母所期待的方式去做（"不要像我那样做，而是照我说的来办"）。第一种情形下，他成了父母当中的一员；第二种情形下，他调整自己来满足父母的要求。

4. 因此，儿童自我状态也呈现为两种形式：适应型儿童自我状态和自然型儿童自我状态。适应型儿童自我状态是指在父母自我状态的影响下调整自己行为的一种状态。他会像父亲（或母亲）所期待的那样，顺从或早熟地去行动，或者以退缩或抱怨的形式来调整自己。因此，父母自我状态产生的影响力为因，而适应型儿童自我状态为果。自然型儿童自我状态是一种自发的表达：叛逆或者创造。醉酒导致的结果就验证了这一结构性分析。通常情况下，醉酒首先要摆脱父母自我状态的控制，从而使适应型儿童自我状态逃离父母自我状态的影响，并转化为自然型儿童自我状态。

基于以上有关人格结构理论的阐述，我们就足以进行有效的游戏分析了。

自我状态是一种正常的生理现象。人类大脑是精神生活依赖的器官或组织者，而精神生活的产物会以自我状态的形式来组织和存储。彭菲尔德及其同事 [1] [2] 所做研究的成果已具体证实了这点。精神生活还有着其他不同层次的分类体系，如事实记忆，然而经验本身的自然形态还是存在于不断转变的思维状态中。每一种自我状态对人类有机体来说都有重要价值。

儿童自我状态包括直觉 [3]、创造力和自发性驱动力和乐趣。

成人自我状态对人的生存十分必要。它会处理数据并估算事情的可能性，这对人类有效应对外部世界至关重要。成人自我本身也会经历挫败感和满足感。例如，在穿过一条熙攘的马路时，人需要处理一系列复杂的速度数据；直到计算表明安全抵达另一端的可能性足够高时，他才采取行动。此类成功计算给人带来了满足感，使人们能享受一些诸如滑雪、飞行、航海及其他运动带来的快感。成人自我状态的另一项任务是协调父母自我状态和儿童自我状态的活动，在两者之间进行客观地调解。

父母自我状态有两个主要功能。首先，它让人能像真实孩子的父母那样有效行动，从而促进人类的生存。它这方面的价值能在养育孩子的事实中得以体现：婴儿期即成孤儿的人似乎比青少年时期才遭受家庭变故的人在抚养孩子方面会遇到更多难题。其次，它会促成很多自发性反应，从而给人节省了大量时间和精力。人们不假思索地做了很多事情，是因为"事情就是这样做的"。成人自我状态不必做无数个琐碎决定，这样它就可以专注于更重要的事情了，而把日常事务交给父母自我来解决。

因此，人格中的三种自我状态都具有很大的生存价值和生活价值，只有当其中任意一种或几种打破了健康平衡状态，才有必要对其进行分析和重组。否则，三方中的任何一种，无论是父母自我①，还是成人自我或儿童自我，都应当得到平等的尊重，并在人类充实而富有成效的一生中拥有自己的合法地位。

---

① 方便起见，本书之后提及三种自我状态时，将简称为父母自我、儿童自我和成人自我。

参考文献

[1] Penfield W. Memory Mechanisms. *Archives of Neurology & Psychiatry*. 1952, (67): 178–198.

[2] Penfield W., Jasper, H. *Epilepsy and the Functional Anatomy of the Human Brain.* Chap. XI. Boston: Little Brown & Company, 1954.

[3] Berne E. The Psychodynamics of Intuition. *Psychiatric Quarterly*. 1962, (36): 294–300.

第二章　沟通分析

　　沟通（transaction）是社会交往的基本单位。若两个或更多人在某个社会群体中会面后，他们中迟早会有一人打破沉默，开始讲话，或用其他某些行为来表示意识到了别人的存在。这些行为被称作沟通刺激（transactional stimulus）。同时，另一个人就会说一些或做一些与该刺激相关的事，这被称为沟通回应（transactional response）。沟通分析的简单表达是判断哪一种自我状态发出了沟通刺激，而哪一种自我状态又予以了沟通回应。最简易的沟通是指刺激与回应均来自交际双方的成人自我状态。沟通发起方（医生）对眼前的数据进行估算，得出手术刀是他现在需要的工具，于是向身旁的护士伸手示意。而回应方（护士）准确理解了医生的手势，并估算出相关力量与距离，最后将手术刀准确地递到医生的手中。其次，比较简易的沟通是"儿童自我—父母自我"。发烧的孩子想喝一杯水，照顾他的母亲会把水端给他。

以上两种沟通是一种互补关系（complementary transaction）；也就是说，该回应不仅合理，而且符合沟通发起方的期待，遵循了健康的人际关系的自然秩序。第一种沟通被归为互补式沟通类型 I，如图 2-1（a）所示。第二种被称为互补式沟通类型 II，如图 2-1（b）所示。然而，沟通往往明显是在连锁中推进的，其中每个回应都会变成下一个沟通的刺激。沟通的第一条规则是：只要沟通互补，沟通便会顺畅进行；因而推理出，互补式沟通在原则上会使交际活动无限进行下去。这些规则与沟通的本质及内容无关；它们完全基于沟通所涉及的矢量方向。只要沟通处于互补关系，无论两人是在吹毛求疵（父母自我—父母自我），还是在解决问题（成人自我—成人自我），或在一起游戏（儿童自我—儿童自我或父母自我—儿童自我），都符合该规则。

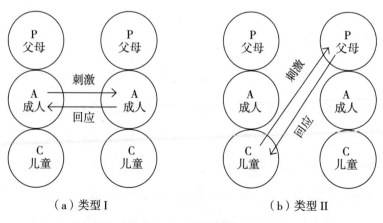

（a）类型 I　　　　　　　　（b）类型 II

图 2-1　互补式沟通示意图

与之相反的规则是，当沟通出现交错时，沟通就会中断。最常见的这种沟通被称为交错式沟通类型Ⅰ，如图 2-2（a）所示。尤论是在婚姻、爱情、友情还是工作中，它一直是世界上大部分社交困境产生的根源。这类沟通也是心理治疗师最关注的问题。精神分析中的经典移情反应是其典型代表，沟通的刺激模式是"成人自我—成人自我"（A-A）。例如，"或许我们应该搞明白为什么最近你喝酒越来越多了"或者"你知道我的衣服袖扣在哪儿吗？"对于每种情况，比较恰当的"成人自我—成人自我（A-A）"的回应为："也许我们应该聊聊。我很愿意知道为什么！"以及"袖扣在桌子上"。但如果回应者突然发怒，例如他可能说："你总是在批评我，就像我父亲那样"或者"你总是把一切都怪罪于我"，这都是"儿童自我—父母自我"的回应（C-P），正如交错式沟通图所显示的那样，两个沟通矢量间出现了交错。这种在成人自我状态下有关饮酒或找袖扣的问题就须搁置一段时间，直到重新调整沟通矢量后才能解决。这段时间会有各种变化，可能长至数月，如上述饮酒的例子；也可能短至几秒，如找袖扣的例子。沟通发起者要么以父母自我与沟通回应者被突然激活的儿童自我进行互补沟通，要么回应者的成人自我必须被重新激活，以和沟通发起者的成人自我进行互补。在和女佣讨论洗碗问题时如果她有所反抗，那么关于洗碗的"成人自我—成人自我"的交谈就会终结；接下来只能是一种"儿童自我—父母自我"的谈话，或者对另一个成人自我间的话题进行讨论，即是否要将她解雇。

图2-2（b）表示了与交错式沟通类型 I 相反的情况，这是精神治疗师所熟知的反移情反应。在此情形中，患者进行了客观的成人自我的观察，而治疗师会像父母对孩子讲话那样回应，从而导致沟通矢量之间出现交错。这便是交错式沟通类型 II。在日常生活中，一方问，"你知道我的衣服袖扣在哪儿吗？"另一方可能回应为："你为什么不看好自己的东西？你已经不是个小孩子了。"

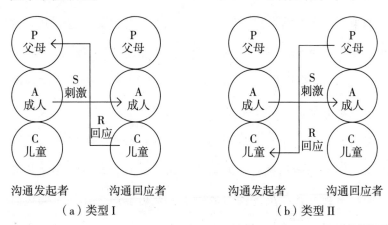

图2-2 交错式沟通示意图

沟通关系示意图（图2-3）显示了沟通发起者和回应者之间可能存在的九种社会交往矢量组合，此图具有一些有意思的几何学（拓扑学）特质。"心理处于平等"的互补式沟通可表示为（1-1）、（5-5）和（9-9）。另外三种互补式沟通分别包括（2-4）和（4-2），（3-7）和（7-3）以及（6-8）和（8-6）。其他组合都形成了交错式沟通，大部分情况都像图中显示的那样以矢量交叉呈现，例如（3-7）这种沟通往往导致双方怒目而视，彼此沉默不言。如果双方都不妥协，对话就会结束，他们也必然各自离场。对这种情况最常见的解决办法是其中一方让步，并采取（7-3）沟通方式，从而出现"争吵（uproar）"这个游戏；对此一种更好的解决方式是（5-5），结果是双方放声大笑或握手言和。

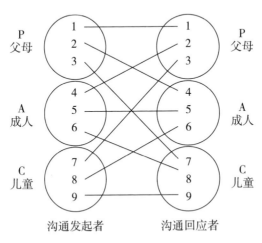

图 2-3 沟通关系示意图

　　简单的互补式沟通大多出现在表面化的工作关系和社会关系中，它们容易被简单的交错沟通所干扰。事实上，表面化关系可定义为局限于简单的互补式沟通的关系。这种关系发生在活动、仪式及消遣中。更为复杂的是隐蔽式沟通（ulterior transaction）——它们同时涉及两个以上的自我状态参与活动——这类沟通才是构成游戏的基础。推销员特别擅长角型沟通（angular transactions），这类沟通涉及三个自我状态。以下对话是一个"耿直"却戏剧化的销售游戏的例子：

　　推销员："这个更好，可你买不起。"

　　家庭主妇："那我就要买这个了。"

　　图2-4（a）展示了对以上沟通的分析。推销员在成人自我状态下陈述了两个客观事实："这个更好"和"可你买不起啊"。在表面上，或者在社会层面上，这些话都针对家庭主妇的成人自我，而家庭主妇在成人自我状态下的回答应为："你这两点说得没错。"可是，推销员隐蔽的或心理层面的沟通矢量则是由训练有素且经验丰富的成人自我指向家庭主妇的儿童自我。家庭主妇从儿童自我状态予以回应，这证明推销员的推断完全正确，她的儿童自我实际在说："不管有什么样的经济后果，我都要向那个傲慢无礼的家伙证明，我和任何其他有钱的顾客一样可以买得起。"该沟通在两个层面上都是互补的，

因为她的回应在表面上被接受了，就像在成人自我下确立了购买合同。

双重隐蔽式沟通（duplex ulterior transaction）包含了四个自我状态，并常见于一时兴起的游戏。

牛仔："喂，过来看看这儿的牲口棚。"

女游客："我从小就喜欢牲口棚。"

如图 2-4（b）所示，在社会层面，这是一个成人自我间关于牲口棚的对话，而在心理层面上它是儿童自我间关于压抑本能游戏的对话。表面看来，成人自我在主导沟通，但正如在大多游戏中一样，儿童自我状态决定了结局，而参与者此时往往会感到十分意外。

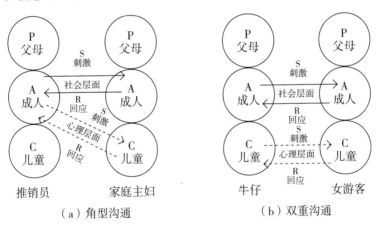

（a）角型沟通　　　　　　（b）双重沟通

图 2-4　隐蔽式沟通图

　　沟通可以分为互补式沟通或交错式沟通，简单沟通或隐蔽式沟通，而隐蔽式沟通又能继而细分为角型隐蔽式沟通和双重隐蔽式沟通。

第三章　程序和仪式

　　沟通通常会连续进行，其序列不是随机的，而是程序化的。沟通的程序化可能有以下三种来源：父母自我状态、成人自我状态或儿童自我状态；或在更普遍意义上，程序化来源于社会、物质或者个人特质。鉴于对个体适应的需求，在每个社交情境经过检查之前，儿童自我要受到父母自我或成人自我的保护，儿童自我的程序化最易出现在已经通过初步检验的私密和亲密情形中。

　　最简单的社会活动是程序（procedures）和仪式（rituals）。其中有些是各地通用的，而有些仅适用于当地，但是所有的程序和仪式都由后天习得。一个程序是指成人自我状态之间进行的面对现实操作的一系列简易的互补式沟通。现实具有两种状态：静态现实（static reality）和动态现实（dynamic reality）。静态现实包括宇宙万物的所有可能的物质安排。例如，数学就是由关于静态现实的陈述组成。动态现实可被定义为宇宙中所有能量系统相互作用的潜能性。例如，化学是由动态现实的陈述组成的。程序是基于对物质现实的数据处理和可能性评估，并能在专业技术上达到最高的发展程度。驾驶飞机和切除阑尾都可称为程序。心理治疗在治疗师成人自我的主导下便是程序，而在治疗师的父母自我或者儿童自我主导时便不是程序。程序的程式化由物质材料所决定，其基础是成人自我状态控制下的评估。

评估程序会使用两个变量。当程序发动者尽可能多地利用他可利用的数据和经验时，无论他可能存在怎样的知识缺陷，其程序都是有效率的（efficient）。如果父母自我或儿童自我干扰到成人自我的数据处理过程，该程序就会受到污染（contaminated），效率随之降低。程序的效果（effectiveness）是由实际结果来评判的。因此，效率属于一个心理学指标，而效果是一个物质化指标。在一个热带小岛上，一位当地助理医师非常擅长白内障手术，他能非常高效地运用已有知识进行手术，然而由于他没有欧洲主治医师的知识丰富，所以他的手术效果就不如主治医师好。后来，这位欧洲医师开始酗酒，以致降低了效率，但起初他的手术效果并不差。但随着年龄的增大，他的双手开始出现颤抖症状，因而助理医师不仅在效率上超越了他，而且在效果上也胜他一筹。由此实例可见，这两个变量最好由熟悉此程序的专家来评估——基于对程序实施者的个人了解来评估其效率，而通过调查的实际结果来评判其效果。

从目前观点来看，仪式是由外部社会力量程序化的一系列定型的简单互补式沟通。一个非正式的仪式，如告别，尽管其基本形式保持不变，但在细节上可能具有极大的地方差异性。而一个正式的仪式，如罗马天主教的弥撒，其仪式通常保持固定不变。仪式的形式是由父母自我状态下的传统决定的，但当代的"父母自我状态"有可能在一些琐碎方面具有类似而不稳定的效果。某些具有特殊历史意义或者人类学意义的正式仪式都可分为两个阶段：（1）在父母自我严格约束下进行沟通的阶段；（2）在父母自我许可下进行的阶段，这一阶段中，儿童自我状态或多或少地能够进行完全自由的沟通，并导致最终的狂欢。

许多正式仪式在一开始是非常高效却会受到严重危害的程序，而随着时间的推移和环境的变迁，它们失去了所有程序的有效性，但依然保留其作为信仰行为的效用。在沟通方面，出于减轻负罪感或寻求奖励，它们会对传统父母自我的要求趋于顺从。正式仪式提供了一种安全的、放心的（如避邪仪式）并通常是令人愉快地将时间结构化的方法。

对于介绍游戏分析而言，非正式仪式更有意义，而其中最具有教育意义的是美国人的问候仪式。

1A："嗨！"（哈喽，早上好。）

1B："嗨！"（哈喽，早上好。）

2A："今天天气够暖和的吧？"（你好吗？）

2B："当然是啊。不过，看起来要下雨了。"（我很好，你呢？）

3A："哦，那你要当心。"（好的。）

3B："好，再见。"

4A："再见。"

4B："再见。"

很显然，这个对话的本意并非传达表面信息。实际上，如果这里真有些什么信息的话，还是先明智地保留一下为好。A先生可能会花 15 分钟的时间来聊他的情况，而 B 先生作为他的点头之交，并不打算花那么长时间听他絮叨。"8 个'安抚'交换仪式"就足够来概括这一系列沟通的特征。如果 A 先生和 B 先生都在赶时间，可能仅包含 2 个"安抚"的交流便已足够："嗨"——"嗨"。如果他们是旧式的东方大亨，可能要在进行一个包含 200 个"安抚"的交换仪式后才坐下来谈要事。同时，用沟通分析的行话来说，A 先生和 B 先生都稍微促进了彼此的健康状况；至少此刻看来，"他们的脊髓不会萎缩"，因而每个人都很感激。

　　这个仪式基于双方精神的直觉来进行计算。在相识阶段，他们意识到每次见面只需给对方恰好 4 个"安抚"即可，而每天不会多于一次。如果双方很快再次相遇（比如在接下来的半个小时内），而且没有什么新事情要沟通，他们将不打任何招呼就走过去，或者略微点头以示认识，最多敷衍地说一声"嗨"。这种计算不仅在短时间内会被保持下来，而且能保留长达数月的时间。让我们以 C 先生和 D 先生为例，他们大概每天相遇一次，每次仅用"嗨"来简易互换一个"安抚"，然后相继离开。C 先生外出休假一个月，这天他回来，如往常一样遇到 D 先生。如果此时 D 先生仅仅说一句"嗨"而没有其他表示，那 C 先生就会感到不舒服，"他的脊柱将会稍稍萎缩"。据 C 先生计算，D 先生和他彼此欠对方 30 个"安抚"。如果他们彼此的沟通足够有力，就可以将这么多"安抚"压缩在几个沟通中。

　　D 先生一方会恰如其分地将该对话按如下方式进行（对话中双方的每 1 单位的"强度"或"兴趣"等同于 1 个"安抚"）。

　　1D："嗨！"（1 个单位）

　　2D："最近没见过你啊。"（2 个单位）

　　3D："哦，原来如此！你去哪儿了？"（5 个单位）

　　4D："聊聊吧，这会很有趣。玩得怎么样啊？"（7 个单位）

5D："嗯，你看起来气色很不错。"（4个单位）"你的家人一起去了吗？"（4个单位）

6D："嗯，很高兴看到你回来。"（4个单位）

7D："再见。"（1个单位）

这加起来D先生足足给了28个单位的"安抚"。他和C先生都明白，第二天会补上漏掉的那2个"安抚"。所以出于实际目的，现在他们的"对话账目"已经两清了。两天后，他们便会恢复之前2个"安抚"的交往仪式，即"嗨"——"嗨"。但是现在他们"更加了解彼此"，也就是说，每个人都知道对方是可靠的，若今后他们在"社交场合"相遇，知道这点会对他们十分受用。

我们值得思考一个与上述情况相反的例子。E先生和F先生之间已经建立起2个"安抚"的交往仪式，也就是见面招呼"嗨"——"嗨"。有一天，E先生打完招呼后没有像往常一样离开，而是停下来问："你好吗？"以下展示了两人间的对话经过：

1E："嗨！"

1F："嗨。"

2E："你好吗？"

2F：（感到困惑）："我很好。你呢？"

3E："一切都很好。今天天气够暖和吗？"

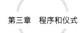

3F："是的。"（小心地说）"不过，看起来像要下雨了。"

4E："很高兴再见到你。"

4F："我也是。不好意思，我得在图书馆关门前赶过去。再见。"

5E："再见。"

F 先生匆匆离开，他心想："他怎么突然这样了？他是要向我卖保险还是什么其他东西？"使用沟通术语来解释的话，就是："他只欠我 1 个'安抚'，为何给了我 5 个？"

而以下一个更简单的例子能展示出这些简易仪式具备的像做生意一样的交易性本质。当 G 先生和 H 先生见面，G 先生说了一句"嗨"，而 H 先生没有任何回应便继续前进。G 先生就会想："他怎么了？"也就是说："我给了他一次安抚，他竟不返还我一个。"若 H 先生继续这样做，而且对其他的熟人也如此，他就会在自己的社交圈子里引起议论。

在一些难以定夺的情况下，有时很难区分程序和仪式。外行人往往会将专业化程序称为仪式，而实际上每个沟通都可能是建立在合理甚至重要的经验之上的，但是外行人缺少相应的背景知识认识到此点。与此相反，专业人士往往执着于程序之中的仪式化成分并将其合理化，并以外行人不具备理解能力为由，否认他们持有的怀疑。而固守陈规的专业人士用来抵制引入健全的新程序的方式之一，就是把程序看作仪式而一笑置之。因此，这就导致了塞梅尔维斯（Semmelweis）[①]和其他创新人士最终的悲剧命运。

程序和仪式的本质和相似之处在于它们都是固定下来的模式。一旦发起第一次沟通，整个沟通序列就是可预测的，除非出现特殊的情况，否则就会遵循预定的过程，走向最终注定的结局。程序和仪式之间的差异在于其预先决定的起源：程序是一个人成人自我状态的程序化，而仪式则是父母自我状态的模式化结果。

对仪式感到不适或不擅长使用仪式的人有时会通过替代性的程序来回避它们。例如，这类人在聚会中喜欢帮助女主人准备饮食或招待他人。

---

① 塞梅尔维斯（Ignaz Philipp Semmelweis），匈牙利籍医生，他建议医生接生前洗手以降低产褥热的发病率，从而挽救产妇的生命。他的创新之举遭到了保守势力的反对，很少有人接受他的建议，直到去世几十年后他的成果才得到医学界的广泛承认。——译者注

第四章　消遣

　　消遣发生在复杂多样的社交场合和临时性交往中，因此其本身也是错综复杂的。然而，如果我们将沟通看作社会交往的基本单位，我们就能从相应的各类社交情境中分解出一个实体，它可被称为简单的消遣（pastime）。消遣可被定义为围绕某个话题领域展开的一系列半仪式化的简单的互补式沟通，其主要目标是将一段间歇期结构化。该间歇期的起点和终点是以过程或仪式为标志的。这些沟通都得到了适当安排，从而保证消遣中的每一方都能在间歇期得到最大获益。他越是适应这种沟通，所获得的好处也就越多。

　　消遣经常出现在聚会场合（或社交聚会）中，或者发生在团体会面正式开始前的等待时间；这种在会面"开始"前的等待时间拥有与"聚会"相同的结构和动力性特征。消遣可能采取"闲聊"的形式，也可能变成更为严肃的形式，例如"辩论"。一场大型的鸡尾酒会通常就像一个展示各类消遣活动的画廊。在房间的一个角落，几个人在玩"家长会"（Parent-Teacher Association, PTA）的游戏，另一角落则是"心理治疗"（Psychiatry）论坛的阵地，第三个角落上演了"曾经去过"（Ever Been）或者"后来怎么样了"（What Became）的戏剧，第四个角落的人正在讨论"通用汽车"（General Motors）的话题，而自助餐是为想玩"厨房"（Kitchen）或"衣橱"（Wardrobe）的女士所准备的。在这样一个集会上，进程几乎都相同，只有这儿或那儿的称谓不同而已。同一地区的十几个类似的聚会上，所有进程在同时展开着，而在另外一个社会阶层中，也可能进行着各种不同的消遣聚会。

消遣可以用不同方式进行分类。社会学方面的分类是基于人的外在决定因素（性别、年龄、婚姻状况、文化、种族或经济状况）。其中"通用汽车"（比较不同汽车的好坏）和"谁赢了"（体育运动）都属于"男人的话题"。"杂货店""厨房"和"衣橱"都是"女人的话题"——或者，在南海常见的"结婚话题"。"亲热"是青年人的谈话，而当谈话内容转变为"资产负债单"后便标志着一个人中年的开始。这个社会阶层中，其他形式的消遣都是"闲聊"的变体，它们是："（着手做某事）怎么样"，这种消遣适合用来打发短程飞机旅行的时间；"（这个）多少钱"，是中产阶级的下层酒吧中最受青睐的对话；"曾经去过"（某个怀旧的地方），是中产阶级中像推销员这样的"老手"所玩的消遣；"你知道（什么吗）？"是孤独者所玩的消遣；经济上的成功者或失败者都喜欢聊"（老朋友乔伊）后来怎么样了？"；而"酒醒之后"（宿醉得好厉害）和"马提尼酒"（我知道一个更好的方法）则是某些雄心勃勃的年轻人所热衷的话题。

对消遣进行的结构化沟通分类是一种更为个性化的分类方法。因而"家长会"可能在三个层面展开。在"儿童自我—儿童自我"的层面，它表现为："你如何应付你顽固不化的父母？"；在"成人自我—成人自我"的层面，它是较为恰当的一种消遣，在博学多识的年轻母亲中很受欢迎；在老年群体中，它往往以教条式的"父母自我—父母自我"的"家长会"形式表现为讨论"青少年犯罪"。有些已婚夫妇会玩"亲爱的，告诉他们"的消遣，其中妻子处于父母自我状态，而丈夫则像一个早熟的孩子。"妈妈看啊，我可以不用手扶"[1]是一种同样适合于任何年龄段的人玩的"儿童自我—父母自我"的消遣，这种消遣有时也演变成羞怯地说"朋友们，哪有这种事。"

消遣在心理学层面的分类更令人信服。例如，"家长会"

---

[1] "Look Ma, No Hands"是一种炫耀式的谈话，就像孩子向母亲炫耀自己不用手扶着就能骑车一样。——译者注

（PTA）和"精神病学"的消遣都可分为投射式和内射式两种。图 4-1（a）展示了对"家长会"对话的投射式分析，以下是"父母自我—父母自我"的对话示例。

A："要不是因为家庭破裂，所有这些犯罪就不会发生。"

B："不仅如此。即使在完整的家庭，如今也没有人像以前那样教会孩子们懂礼貌了。"

内射式"家长会"则会像下面这样进行（成人自我—成人自我）：

C："我好像没有做一个好母亲的能力。"

D："不管你怎样努力，他们永远不会按照你希望的那样成长，所以，你不得不总是在怀疑自己是不是在做正确的事情，又或者担心自己是不是犯了什么错误。"

投射式"心理治疗"消遣以"成人自我—成人自我"的方式进行：

E："我认为是一些我无意识中说出的话令他沮丧，他才会那样做。"

F："你似乎为你百般刁难的言辞做出了一个完美的辩护。"

图 4-1（b）展示了内射式"心理治疗"，这是另一种"成人自我—成人自我"的消遣。

G："那幅画象征着对我的侮辱。"

H："在我看来，画画就是为了努力讨好我的父亲。"

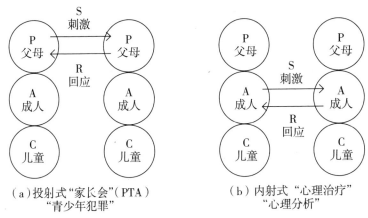

图 4-1　消遣示意图

　　消遣除了能为参与者实现时间的结构化以及提供双方都能接受的安抚方式之外，还有另外一个功能，即社会选择。在消遣进行过程中，每个参与者的儿童自我都在警惕地评估其他人的潜力。在聚会结束时，每个参与者便做出了选择，希望和某些人进一步交往，而对其他人不予考虑，这与消遣参与者的沟通熟练度或获得的愉悦度无关。他所选择的人是那些最可能与他建立更复杂的关系（即游戏关系）的候选者。他进行的分类选择无论有多合理，事实上大部分都源于无意识和直觉。

　　在特殊情况下，成人自我状态在选择对象过程中会优先于儿童自我状态而发挥主要作用。这点从一位认真学会社交消遣的保险推销员身上可以得到最清楚的体现。在参与消遣的过程中，他的成人自我会听出潜在可能性，并从中将他们挑选出来，作为他进一步沟通的人选（即客户）。他们能否娴熟地玩游戏或者是否与他意气相投，都与他的选择过程毫不相关。在大多数情况下，他的选择是基于外围因素——本例中是指对方购买保险的经济能力。

然而，消遣还具有一个非常特定的方面，即排他性。例如，"男人的话题"和"女人的话题"不可混淆。那些一心想要玩"曾去过（那儿）"的人会因为有人插进来想聊"（牛油果）多少钱"或者"酒醒之后"而感到被冒犯。进行投射式"家长会"消遣的人会因为玩内射式"家长会"的人的侵犯而恼羞成怒，反之，内射式的反应通常不会像投射式那样强烈。

消遣构成了选择熟人的基础，并可能迎来友谊。一群家庭妇女每天早上都会去对方家里聚在一起喝咖啡，并进行"不称职的丈夫"的消遣，而如果一位新来的邻居想要谈论"单面煎蛋"，她们很可能对她冷漠以待。在聊她们的丈夫如何刻薄之时，新来的邻居反而大声赞扬自己的丈夫有多优秀，实际近乎完美，这定会让她们颇为反感（事实上她们绝不会让她久留）。因此，在一个鸡尾酒会上，如果有人想从一个角落转移到另一个角落，他必须要加入新地方正在进行的消遣，要不然他就得成功地将整个过程转换到另一种消遣上。当然，一位能干的女主人会在此刻立即控制眼前的局面，说："我们刚刚正玩的是投射式'家长会'，你想说的是什么呢？"或者说："嘿，你们这些女孩儿们玩'衣橱'的消遣已经够久了。我们这里有位 J 先生，他是一位作家（政治家／外科医生），我敢肯定他想玩的是'妈妈看啊，我可以不用手扶'。你愿意讲讲吗，J 先生？"

消遣能带来另一种重要获益，即确认自己的角色并稳固自己的心理地位。角色（role）有点儿像荣格（Jung）所说的人格面具（persona），只是它的机会主义因素更少，并且更加深入植根于个人的幻想之中。因此，在投射式"家长会"消遣中，其中一个人可能扮演严厉的父母角色，也可以扮演正直的父母、溺爱子女的父母或者助人的父母。所有这四种角色都经历并展现了一个父母自我状态，但每种角色以不同的方式呈现自己。当其中某种角色占主导地位时，它就得到了确认，也就是说，它没有遭遇对抗，或者被其遭遇的任何对抗所强化，或者为某类人的安抚所认同。

通过确认角色可以稳固一个人的心理立场（position），这便是消遣的存在性获益。心理地位是指一个简易的表态性陈述，它影响着一个人所有的沟通；从长远来看，它会决定一个人的命运，甚至往往决定其后代的命运。一个心理地位可能多少是绝对化的。来自投射式"家长会"消遣中的典型心理地位可以表现为："所有的孩子都是坏孩子！""所有其他的孩子都是坏孩子！""所有孩子都很伤心！""所有孩子都遭到了迫害！"这些心理地位会产生相应的严厉、正直、溺爱子女及助人的父母角色。实际上，心理地位主要表现为由它催生的心理态度（attitude），正是带着这种心理态度，一个人才会参与沟通，从而构成其角色。

心理地位出现和确立的时间都出人意料得早，从两岁开始，甚或从一岁到七岁之间都有可能。在这个阶段，一个人无论如何都没有足够能力或经验做出一个严肃的承诺。从一个人的心理地位不难推断出他拥有怎样的童年。除非有什么事或有人干涉，否则一个人终其一生都会稳固其心理地位，并以各种方式应对威胁心理地位的多种情况：回避、驱除某些因素或巧妙地操控它们，从而将其从威胁转化为对心理地位的合理支持。消遣如此定型化的原因之一在于，它们为固定不变的目的服务。然而，消遣带来的好处表明了人们为何如此热衷于它，以及为何与具有建设性或仁慈的心理地位的人一起消遣才会如此愉快。

消遣有时不容易与活动区别开来，而且两者往往以组合形式出现。许多常见的消遣，例如"通用汽车"，就是由心理学家称之为"多项选择—完成句子"的交流形式构成。

A."比起福特／雪弗莱／普利茅斯，我更喜欢福特／雪弗莱／普利茅斯（另一种），因为……

B."哦，好吧，我宁愿拥有一辆福特／雪弗莱／普利茅斯，也不要福特／雪弗莱／普利茅斯（另一种），因为……"

显然，这种固定成型的消遣过程事实上传达了一些有价值的信息。

　　我们还需提到另外一些常见的消遣。"我也是"经常是"这难道不糟糕吗？"的变体。"他们为什么不？"（即他们应该为此做点什么）是那些不愿意被从男权体制中解放出来的家庭主妇们最青睐的一种消遣。"然后我们将……"是一个"儿童自我—儿童自我"的消遣。"让我们找（些事做）"是失足的青少年或者行为不端的成年人所进行的消遣。

第五章　游戏

一　定义

　　游戏是指一系列为形成一个明确而可预测的结果而连续进行的互补的隐蔽式沟通。我们可以将游戏表述为一组反复发生的沟通，它通常是重复的，表面上可行并隐藏了内在动机；说得更通俗一点，游戏就是一系列设有陷阱或"钩"的行动。游戏与程序、仪式以及消遣有明显的差异，主要体现在两点：（1）游戏的隐蔽性；（2）游戏带来的回报。程序可能是成功的，仪式可以是有效的，而消遣则是有好处的，但这三者的表现方式都相当直白；这些活动可能存在竞争，但不产生冲突，其结局可能耸人听闻，但并不具有戏剧性。游戏则与之相反，每一类游戏基本都是不诚实的，其结果都颇具戏剧性，不同于单纯的刺激。

还有一种社会行为本书尚未探讨，在此需将游戏与它区别开来。那就是操作（operation），它是指为了一个特定而明确的目的进行的一次或一系列简单的沟通。如果有人坦诚地要求得到他人的安抚并如愿以偿，那就是一个操作。倘若有人想得到安抚，但在得到后却通过某种方式对对方产生不利的后果，那就是一个游戏。那么，一个游戏从表面上看起来是一系列操作行为，但在获得回报之后，可明显看到这种"操作"实际上是一种"操弄"（maneuver）；人们在游戏中不会诚实地表露自己的真实请求，而是采取隐蔽式的行动。

例如，在"保险游戏"的谈话中，倘若保险推销员是一个游戏老手，那么无论他在谈话中表面上在做什么，实际上都是在为自身谋利，例如寻求或得到一个潜在客户。如果他足够称职，他的目标就是"大赚一笔"。因此，在一个社交聚会中，当推销员参与了消遣（尤其是"资产负债单"消遣的某种变体）时，他的热情参与可能隐藏着一系列娴熟的操作，目的是得到他感兴趣的业务信息。市面上有数十种商业期刊致力于改进商业活动中的操作策略，并详细阐释了杰出的游戏玩家（做成不同寻常的大生意的有趣的操作者）和游戏。从沟通的角度来讲，它们不过是《体育画报》《国际象棋世界》和其他体育类杂志的不同版本而已。

人们所常说的"角型沟通"也是一种游戏，它是在成人自我状态控制下，为了产生最大收益，有意识规划的一种专业而精准的游戏。曾在20世纪早期蓬勃发展起来的"欺诈游戏"，由于其详尽的实施规划和高超的心理技艺，至今都无法被超越[1]。

然而，我们在此所关心的是不知情的人们所玩的无意识游戏。在游戏中，他们参与到毫不知情的双重沟通（duplex transaction）中。这些游戏构成了全世界社交生活中最重要的组成部分。由于游戏具有动态特性，因而很容易将之与单纯的源自于某一种心理地位的静态态度区别开来。

我们不应对"游戏"一词的使用产生误解。正如导论中所述，游戏不一定意味着好玩或享受。很多推销员并不觉得他们的工作有趣，阿瑟·米勒在他的戏剧《推销员之死》①中已经表达得十分清楚。而且游戏也不乏严肃性。如今足球游戏被视为非常严肃的比赛，但"酒鬼"（Alcoholic）或"第三级骚扰"（Third-Degree Rapo）这样的沟通游戏也应该得到更为严肃的对待。

"玩"一词也同样如此，曾"玩"过扑克牌（赌博）或者曾长时间在股市"玩"的人都可以证明它具备严肃的特质。人

①《推销员之死》是美国剧作家阿瑟·米勒的一部两幕剧，刻画了一个小推销员悲剧性的一生。主人公威利一直被美国商业文化虚幻的光晕所笼罩，直到临死都对自身毁灭的原因浑然不知。——译者注

类学家都知晓"游戏"和"玩"可能存在的严肃性及其可能导致的严重后果。那些曾出现在人类历史上的最复杂的游戏更是极为严肃，比如司汤达曾在《巴马修道院》中成功描述过的"奉承"（Courtier）；而最可怕的游戏，当然莫过于"战争"了。

二　一则典型游戏

夫妻之间最常见的游戏可俗称为"要不是因为你"（If It Weren't For You，IWFY），我们用它来说明游戏的一般特征。

怀特太太抱怨说，她的丈夫严重限制了她的社交活动，以至她从未学会跳舞。精神治疗使她的态度发生了转变，她的丈夫也变得不那么高傲自大，而是对她更加宽容。怀特太太于是可以自由地扩大她的活动范围。她报名参加了舞蹈班，结果绝望地发现她对舞池怀有病态的恐惧感，因而不得不放弃这个学习计划。

这次不幸的冒险经历，加上类似的情况，暴露出怀特太太婚姻生活结构中的一些重要方面。她从众多追求者中选择了一个专横的男人做丈夫。随后她就有资格抱怨"要不是因为你"，自己本可以做各种各样的事情。她有许多女性朋友同样选择了专横的丈夫，当她们早上聚在一起喝咖啡时，就可以花大把时间玩"要不是因为他"的游戏。

　　然而，事实与她所抱怨的恰恰相反，她的丈夫实际上在帮助她，那就是，禁止她做一些她畏惧的事情，实际上，她的丈夫甚至没有让她意识到这是自己的恐惧。这就是她作为儿童自我为何选择了这样一个丈夫的精明之处。

　　但事情不止如此。丈夫的阻挠和她的抱怨会经常引来争吵，以至于他们的生活受到了严重影响。丈夫由于内疚，总会给妻子送礼物，要是没有这些争吵，他绝不会这样做；而当他给予妻子更多自由时，自然就不会那么慷慨而频繁地送她礼物了。除了家庭琐事和孩子外，她和丈夫几乎没有什么共同语言，因此他们的争吵更被凸显出来。一般这种时候，日常对话对他们来说都显得多余。不管怎样，她的婚姻生活证明了她一直坚信的一点：男人都是卑鄙而残暴的。事实证明，这种态度可能与早年困扰着她的某些受虐待的白日梦有关。

　　我们可以用各种方式来概括这个游戏。显然，它属于社会动力学（social dynamic）这一大范畴。其基本事实是，通过婚姻，怀特夫妇才有机会彼此交流，这种机会可称为社会联系（social contact）。他们利用此机会将家庭变成了一个社会集体。这与地铁的场景形成了鲜明对比：在地铁里，人们只在空间上形成联系，但很少有人利用此机会建立社会联系，因而形成了一个非社会性（dis-social）集体。怀特夫妇对彼此行为的影响和回应构成了社会行为（social action）。不同学科会从不同视角研究这种社会行为。由于我们在此关注的是参与游戏的个人历史和心理动力学因素，目前采取的方法属于社会心理治疗（social psychiatry）的一个特定方面；我们也会对所研究的游戏的"健康性"进行一些隐晦或直白的判断。这与社会学及社会心理学中更为中立和较不坚定的态度有些许不同。精神病学保留着说"等一下！"的权利，而其他学科则不会如此。沟通分析是社会精神病学的一个分支，游戏分析又是沟通分析的一项特殊内容。

实际的游戏分析处理的是在特定情形下出现的特殊案例。理论上的游戏分析试图提取并概括出各类游戏的特征，从而使人们能够独立于暂时的语言内容和文化背景，以便对它们进行识别。例如，在对"要不是因为你"的婚姻类型的游戏进行理论分析时，应该指出该游戏的特征，这样，不管该游戏出现在新几内亚的村庄，还是出现在曼哈顿的复式公寓，无论该游戏是与婚礼聚会有关，还是与为孙辈买一根鱼竿时所遇到的经济问题有关，也不管游戏者的行动有多直接或多隐晦，都可以依据夫妻之间所允许的坦诚程度，很简单地识别出该游戏。游戏在特定社会中的流行度是一个关于社会学和人类学的问题。游戏分析作为社会精神病学的一部分，我们仅在游戏实际发生时才有兴趣对它进行分析描述，而不考虑游戏发生的次数。这一区别并不复杂，它类似于公共卫生学和内科医学之间的区别；

无论是在丛林还是在曼哈顿区，前者关注的是疟疾的流行状况，而后者研究的是疟疾的病例。

以下是目前对游戏进行理论分析最有价值的方案（毫无疑问，随着知识的进一步积累，这一方案也将得到不断完善）：首先需要辨别出符合游戏标准的一系列操作策略序列；其次，尽可能多地采集游戏案例样本；然后，提炼出这些样本中的共同重要特征——这样游戏的某些方面就会以本质特征的形式显现；最后为这些特征确定不同标题，并进行分类，其标题要在目前知识状态下尽可能具有意义和启发性。游戏分析是从被称为"它"的视角出发进行的（在此例当中，"它"是指怀特太太）。

命题（Thesis）。这是对游戏的总体阐述，包括一系列发生的即时事件（社会层面）和与之相关的心理背景、发展及意义方面的信息（心理层面）。在"要不是因为你"的婚姻类型游戏案例中，其详细内容已得到足够的讲述，我们将以之作为案例应用到此分析中。为了简洁起见，该游戏之后都被称为IWFY。

反命题（Antithesis）。假设某种特定序列的沟通构成一个游戏，在没有得到确切证实之前，该假设都是暂时性的设想。通过拒绝玩此类游戏，或者减少回报就可以证实该假设。游戏主角将做出更多努力，来继续推进游戏的进行。如果对方决意拒绝玩游戏，或者回报被减少之后，游戏主角将会陷入一种"绝望"（despair）状态，这种状态在某些方面和抑郁（depression）类似，但二者差异显著。绝望感受更为强烈，并包含了沮丧和困惑。例如，它可能通过迷茫地哭泣表现出来。在成功的治疗情形中，它可能很快被幽默的笑声所取代，这意味着成人自我状态认识到了："我又这样了！"因此，绝望是成人自我状态的关切重点，而抑郁则是儿童自我状态在掌控着个体。抑郁的对立面是对环境怀有的希望、热情或浓厚的兴趣；而欢笑则是绝望的反面。因此，心理治疗中的游戏分析具有令人愉快的性质。IWFY 的反命题是"放任"。只要丈夫继续限制妻子的行为，该游戏就会继续发生。如果丈夫不是说"你敢这样做！"而换成说"去做吧！"那妻子潜在的恐惧感就会被揭露出来，她就再也不能像怀特太太的例子中那样对他发火了。

为了更清楚地理解一个游戏，我们应该认识它的反命题，并在实践中体现它的有效性。

目的（aim）。这是对游戏总体目的的简单陈述。有时一个游戏也会有其他目的，IWFY 游戏的目的可以说成是寻求安慰（"不是因为我害怕，而是他不让我去做"），或者是一种自我辩解（"不是我不努力，而是因为他阻止了我"）。该游戏中妻子寻求安慰的功能更易体现，也更符合妻子的安全需求；因此，简而言之，IWFY 游戏的总体目的是寻求安慰。

角色（roles）。如上所述，自我状态不是角色，而是现象。因此，在正式的表述中，必须对自我状态和角色加以区分。根据游戏中所提供的角色数量，游戏可分为二人游戏、三人游戏、多人游戏等。某些时候游戏参与者的自我状态与其角色是一致的，有时则不然。

IWFY 是一个二人游戏，要求有一个受约束的妻子和一个专横的丈夫参与。妻子的角色可以处于谨慎的成人自我状态中（"我最好按照他说的去做"）或者处于一个任性的儿童自我状态。专横的丈夫可能保持在成人自我状态中（"你照我说的去做是最好的"）或者陷入一种父母自我状态中（"你还是听我的吧"）。

心理动力学（dynamics）。一个游戏案例背后的心理动力学驱动因素会有多种表达方法。但是，我们通常挑选出一个心理动力学概念来有效、恰当并有意义地概括该游戏情境。因而，IWFY 游戏的心理动力学驱动力最可能源于恐惧。

示例（examples）。由于研究游戏童年时期的起源或其婴儿时期的原型具有一定的指导意义，因此在对游戏做正式陈述时，值得去探索与其早期同源的表述。碰巧的是，我们发现儿童和成年人同样经常玩 IWFY 游戏，因此该游戏在儿童时期的版本与成年时相同，只是其中限制他们的是真实的父母，而不再是专横的丈夫。

沟通范式（transactional paradigm）。对一个游戏的典型情形进行的沟通分析在以下范式中呈现出来，该分析包括社会层面和心理层面，并揭示出它的隐蔽式沟通内涵。在最戏剧化的形式中，IWFY 在社会层面上是一种"父母自我—儿童自我"的游戏。

怀特先生："你待在家里，照顾好我们的家。"

怀特太太："要不是你，我就可以出去玩了。"

但他们在心理层面的交流（隐蔽式的婚姻契约）完全不同，双方的关系是基于"儿童自我—儿童自我"的沟通。

怀特先生："我回来的时候你一定要在家里。我很害怕被你抛弃。"

怀特太太："如果你帮我逃避恐惧的情境，我就会待在家里。"

这两个层面的沟通请见图 5-1。

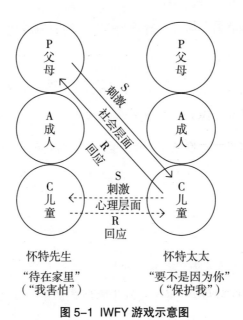

图 5-1 IWFY 游戏示意图

行动（moves）。一个游戏中的行动大致相当于一个仪式中的安抚。就像在任何游戏中一样，游戏者会随着练习的增多而变得越来越娴熟。多余的行动会被淘汰，目的渐渐就被压缩到每一个行动中。"美好的友谊"通常建立在这样一个事实上，那就是游戏者从经济和满足感中互补，这样通过玩游戏，他们能用最小的努力获得最大的收益。游戏者可以省略掉某些中间行动、预防性行动或者让步性行动，从而使双方关系变得更加简洁而优雅；也可以将从防御性操作上节省下来的精力用于游戏的锦上添花，这样做不仅能给游戏双方带来欢乐，有时也令旁观者感到欣喜。研究者观察到，对于游戏的进展而言，有些行动是必不可少的，在治疗项目中会重点讲述这些行动。每位游戏者都会根据自己的需求、天赋或愿望来对这些基本行动进行修饰或扩充。IWFY 游戏的框架如下：

（1）指令——遵从型（"你待在家里"——"好的"）

（2）指令——抗议型（"你还得待在家里"——"要不是因为你，我就……"）

获益（advantages）。游戏的总体获益在于它具有维持稳定的（即自我平衡）功能。安抚行为能促进生理层面的平衡，而心理地位的确认能强化心理层面的平衡。正如已经指出的，安抚具有各种形式，因此，游戏的生理获益（biological advantage）能用触觉术语来表达。于是，在 IWFY 游戏中，丈夫的角色让人联想起对妻子的反手耳光（事实上这与掌掴完全不同，掌掴是一种直接的羞辱），而妻子的反应有点像在丈夫的小腿上任性地踢上一脚。因此，IWFY 所带来的生理获益来自于游戏双方的恶语相向：这是一种虽然痛苦但显然有效的维持神经组织健康的办法。

确认妻子的心理地位——"天下男人都是专横的"——就是**存在获益**（existential advantage）。这种心理地位是对恐惧症所固有的屈从需求的一种反应，它表明了所有游戏隐含的一致性结构。将此说法展开来就是："如果我独自一人在外待在人群中，我一定会被诱惑征服，并最终屈从于它；在家里我不会屈从诱惑，是他强迫我这么做的，这证明了天下男人都是专横的。"因此，缺乏现实感的妇女通常会玩这种游戏，这表明在强烈的诱惑之下，她们很难保持成人自我状态的主导权。对这一机制的详细阐明隶属于精神分析范畴，而非游戏分析。游戏分析主要关注的是这一机制所产生的最终结果。

游戏的内在心理获益（internal psychological advantage）是指它对心理经济（psychic economy，即 libido①）的直接影响。在 IWFY 游戏中，屈服于丈夫的权威（这种屈从为社会所接受）能使妻子避免体会到神经质的恐惧感。它同时满足了妻子的受虐需求（如果她存在这种需求的话），这里所说的受虐并不是自我克制而是指其经典意义上的兴奋，即在剥夺、羞辱或痛苦之下产生的兴奋。也就是说，她会因为被剥夺和支配而感到兴奋。

游戏的外在心理获益（external psychological advantage）是指通过玩游戏来避免恐惧的情境。这一点在 IWFY 中尤为明显，这也是它突出的动机：妻子通过顺从丈夫的限制，就逃避了她所畏惧的公共场合。

内在社交获益（internal social advantage）是指在个人的亲

---

① Libido，中文直译为力比多，是精神分析学派的重要理论，用来专门描述性本能的一种内在的、原发的动能、力量。——译者注

密关系中通过玩该游戏的获益。通过屈从丈夫，妻子获得了讲"要不是因为你"的特权。这有益于帮助她安排不得不与丈夫共度的时间。在怀特太太的例子中，由于两人缺乏共同兴趣，这种将时间结构化的需求尤为强烈，特别是在孩子出生之前以及孩子长大之后。从孩子出生到孩子成人之间，该游戏玩得不会太深入，也不会太频繁，因为孩子们通常为父母将时间进行结构化，同时也为 IWFY 游戏提供了一个更广为接受的版本，即"忙碌的家庭主妇"。纵然美国的年轻母亲们通常的确非常忙碌，但此现实也不能改变对这种游戏的分析。游戏分析只是试图毫无偏见地回答这样一个问题：对于很忙碌的年轻母亲，她将如何利用其忙碌获得一些补偿呢？

外在社交获益（external social advantage）是指在外部社会联系中利用此游戏情境的获益。在"要不是因为你"的游戏中，妻子向丈夫抱怨而讲出这句话，而当她和朋友聚在一起喝早咖啡时，它将转变成"要不是因为他"的消遣。游戏再次显现了它对选择社交同伴而产生的效应。新邻居被邀请来喝早咖啡，同时也在被邀请玩"IWFY"的游戏。如果她也参与并乐在其中，那很好，没有其他意外的话，她们将很快彼此熟悉，就像相识已久的闺蜜一样。但如果她拒绝参与游戏，并且对自己的丈夫宽容有度，她在群体中就不会待得长久。这种情况就和她在鸡尾酒会上一直拒绝饮酒是一样的，在大部分情况下，她的名字将逐渐被从客人名单中删除。

以上就是对 IWFY 游戏的主要形式特征所进行的完整分析。为进一步阐明该程序，应当参考对"你为什么不？——是的，可是"（Why Don't You—Yes But）的游戏分析，它是全世界各种社交聚合、委员会议和心理治疗团体中最常见的游戏。

三　游戏的起源

目前看来，育儿可以被视为一种教育过程，孩子在这个过程中被教会玩什么游戏，以及如何玩游戏。他还会在社交情形中学到与其心理地位相适应的程序、仪式和消遣。然而这些相对来讲，对他并不那么重要。在其他条件相同的情况下，对于程序、仪式和消遣方面所掌握的知识和技能决定他将获得什么样的机会；而他所掌握的游戏规则决定了他将如何利用这些机会以及所获得的结果。作为他的人生脚本（script）或无意识的生活计划，他最喜欢玩的游戏也决定了他最终的命运（同样是在其他条件不变的情况下）：他将从婚姻和事业中获得怎样的回报，以及死亡时是怎样的环境。

虽然尽职尽责的父母投入大量精力教导子女与其生活地位相适应的程序、仪式和消遣，并同样认真地为其选择能强化其教导的学校、大学和教堂，但是他们往往忽视了游戏问题，而游戏才是构成每个家庭情感动力的基本结构。孩子们在出生之后的数月便开始从生活的重要经历中学习游戏了。千百年来，人们已经在用一种相当笼统而不成体系的方式讨论着与游戏相关的问题，人们在现代矫正精神医学文献中也曾尝试过更为恰当的方法；但如果没有游戏的概念，就几乎不可能进行连贯一致的研究。个体内在心理动力学理论的相关内容至今仍不能令人满意地解释人际关系问题。我们需要一种社会动力学理论来解释这些沟通情形，而不能只考虑个人动机。

由于目前很少有在儿童心理学和儿童精神病学方面受过良好训练的专家同时也接受了良好的游戏分析训练，因此，他们对游戏的起源观察并不足。幸运的是，一位训练有素的沟通分析师遇到了以下情形。

七岁的坦吉在餐桌吃饭时胃痛了起来，为此请求离开餐桌。父母建议他躺一会儿。这时他三岁的弟弟迈克说："我的胃也痛。"很显然，他在试图要求同等待遇。父亲看了他几秒，然后说："你并不想玩这个游戏的，是不是？"于是迈克大笑起来，说："是的！"

如果此情此景发生在一个奉行特定饮食法或关注肠道健康的家庭，那么迈克可能会被惊慌失措的父母抱到床上休息。如果迈克或父母将这个互动重复了数次，我们可以预料到，这个游戏将成为迈克性格的一部分，前提是如果父母配合。无论何时，只要他妒忌一个对手（如哥哥）被给予的特权时，他就会假装生病来谋取特权。这种隐蔽式沟通包括：（社会层面）"我感觉不舒服"+（心理层面）"你必须也给我特权"。然而，迈克却幸免于这样疑病式的操弄模式。也许他最终的命运会更糟，但那并不是问题所在。问题是，由于父亲的质疑和坦吉坦率承认自己正打算玩他发起的游戏，它在建立之初就立即被打破了。

这就足以清楚地表明，游戏是由年幼的儿童故意发起的。在游戏变为固定的刺激和回应模式之后，它们的根源便淹没在时间的迷雾中，而其隐蔽性本质也会被社交谜团所掩盖。只有通过适当的程序，这两者才能被人有意识地察觉：通过某种形式的分析治疗来发掘游戏的根源，并由反命题来发现其隐蔽的一面。顺着这一思路所积累的临床经验反复证明了这点：游戏在本质上就是一种模仿，它们起初由儿童人格中的成人自我状态（新近精神病学）所建立。如果成人游戏者重新激活儿童自我状态，那该部分的心理能力（儿童自我状态的成人自我方面）将是如此惊人，其在操纵他人的行为上会如此令人惊羡，我们甚至可以将之俗称为（精神病学）"教授"（The Professor）。因此，在专注于游戏分析的心理治疗团体中，一个更为复杂的程序便是在每位患者心中探寻小"教授"。除非游戏是悲剧性的，否则有关每位患者的小"教授"在其两岁到八岁之间进行的游戏会让在场的所有人听得着迷，使其感到乐趣无穷，甚至达到狂欢境地，而患者本人也可能在理所当然的自我欣赏和自鸣得意的状态下加入其中。一旦他做到了这一点，也就能成功地放弃那种可能不幸的行为模式，从而过得更好。

以上便是我们在游戏的正式描述中总是试图探讨其婴儿时期或儿童时期原型的原因所在。

四　游戏的功能

在日常生活中，人们罕有机会获得亲密，并且大部分人在心理层面上不可能实现某种形式的亲密（尤其是强烈的亲密），所以，人们会利用大部分时间在严肃的社交生活中玩游戏。因此，游戏既是必要的，也是人们所渴求的，而唯一需探讨的问题是一个人所玩的游戏能否为其带来最佳收益。就此而论，我们应该记住，游戏的本质特征是它的高潮，或称作"回报"（payoff）。最初"行动"（moves）的主要作用是为游戏的回报设置一定情境，不过它们总被设计成令人们能从每一步骤中尽可能多地获取最大满足，这种满足就属于游戏的次级产物。因此，就"帮倒忙"（schlemiel）游戏的回报（先制造混乱，而后道歉）而言，其目的就是通过道歉而逼迫别人宽恕自己；不小心洒出酒水，以及用烟头点燃桌布，所有这些都只是达到目的之前的步骤，但每一个过失本身都会产生相应的快感。单纯从洒酒中获得乐趣本身并不能称之为一个游戏，道歉才是通向结局的关键性刺激。否则，洒酒不过是一个破坏性程序，它可能令人愉快，但实则属于恶劣行径。

"酒鬼"（alcoholic）游戏也是如此：无论饮酒需求有什么样的生理根源（如果有的话），就游戏分析而言，饮酒仅是处于游戏情境中的人们所采取的一个"行动"。饮酒本身可以带来快乐，但它并非游戏的本质。这一点充分体现在"酒鬼"的游戏变体——"不喝酒的酒鬼"（dry alcoholic）游戏中。它与常规游戏一样，包含同样的"行动"，也获得同样的"回报"，但游戏者并不真正喝酒（见第六章）。

游戏除了因具有将时间结构化的社会功能而令人满意之外，某些游戏还是部分群体保持健康必不可少的方式。这些人的精神稳定性是如此之差，并且他们的心理地位又是被如此脆弱地维系着，以至于如果禁止他们玩游戏，他们就会陷入不可逆转的绝望甚至精神疾病之中。这类人会竭力反抗任何与游戏对立的行为。我们通常在婚姻关系中观察到这种情况，夫妻中一方的精神状况得到改善（如放弃了破坏性游戏）反而导致另一方的精神状况迅速恶化，因为对这一方而言，游戏对维持夫妻的关系平衡至关重要。因此，游戏分析必须谨慎而行。

　　幸运的是，脱离游戏可以让人拥有亲密，这也应该是人类生活中最完美的形式。亲密带给人的回报如此巨大，以至于只要能找到与自己享受亲密的合适伴侣，即便是精神状态最不稳定的人也一定会欣然退出游戏。

　　从更大范畴来看，游戏是一个人无意识生活计划或脚本中不可分割的动态组成部分；游戏是用来填补最终结局来临之前的等待时间，同时推进下一幕的到来。脚本的最后一幕通常要么是一个奇迹，要么是一个灾难，这取决于该脚本是建设性的还是毁灭性的，而其对应的游戏也具有相应的建设性或毁灭性。通俗来讲，一个人的脚本若是指向"等待圣诞老人到来"，他很可能在玩一些令人愉快的游戏，例如"天啊，你太了不起了，惊奇先生！"；但如果这个人拥有指向"等待死亡到来"的悲剧性脚本，他玩的游戏很可能就是"可算逮着你了，你这个混蛋！"（Now I've Got You, You Son of a Bitch！）这样令人不太愉快的游戏了。

　　应该注意的是，像前面提到的那些俗语表达是我们游戏分析中的一部分，而且可以在人际沟通心理治疗团体和研讨会中自由使用。"等待死亡到来"这种表达源于一位患者的梦，她梦见自己决定"在死亡到来之前"做完一些事情。还有一位患者在一个成熟的治疗团体中指出了治疗师所忽略的一个事实，那就是：实际上，等待圣诞老人和等待死亡是同一概念。通俗表达在游戏分析中具有决定性的重要作用，之后我们将详细讨论。

五　游戏的分类

我们已经提到了大多数分析游戏和消遣的变量，其中任何一个变量都可用来对游戏和消遣进行系统分类。一些更为明显的分类是基于以下因素：

1.游戏者的数量：二人游戏（"性冷淡的女人"）、三人游戏（"你和他决斗吧"）、五人游戏（"酒鬼"）和多人游戏（"你为什么不—是的，可是"）。

2.游戏的媒介：言语（"心理治疗"）、金钱（"欠债者"）、身体的一部分（"多次外科手术"）。

3.临床类型：歇斯底里型（"骚扰"）、强迫型（"帮倒忙"）、偏执型（"为什么总是我"）和抑郁型（"我又变成这样了"）。

4.区域：口腔（"酒鬼"）、肛门（"帮倒忙"）、生殖器（"你和他打一架吧"）。

5.心理动力学：对抗恐惧（"要不是因为你"）、投射式

（"家长会"）、内射式（"心理治疗"）。

6.本能驱动：受虐（"要不是因为你"）、施虐（"帮倒忙"）、恋物癖（"性冷淡的男人"）。

除了游戏者数量之外，通常还需考虑其他三个变量：

1.灵活性（flexibility）。有些游戏，如"欠债者"和"多次外科手术"，只需一种媒介便可以进行，而其他游戏，如"出风头"，则更加灵活。

2.韧性（tenacity）。有些人很容易放弃他们的游戏，有些人则很执着。

3.强度（intensity）。有些人玩游戏时很轻松，有些人玩游戏时则更紧张，且更具攻击性。因而相应的游戏也分别具有轻松和紧张之分。

三个变量共同决定了游戏是温和的还是暴力的。心理状态失常的人所玩的游戏，通常在这方面有明显的序列性，也就是所谓的阶段性。偏执型精神分裂症患者最初玩的或许是一个灵活、松散而简易的第一阶段游戏"这难道不糟糕吗"，然后逐渐演变到僵化、顽固而紧张的第三阶段游戏。游戏的阶段可通过以下方式来区分：

a.第一级游戏（First-Degree Game）是指在游戏者所在社交圈中能为社会所接受的游戏。

b.第二级游戏（Second-Degree Game）是指一种不会产生

不可补救的永久性损害、但游戏者不愿意公之于众的游戏。

c. 第三级游戏（Third-Degree Game）是指一种游戏者会永远玩下去，最终结束于手术室（受伤）、法庭（犯罪）或太平间（死亡）的游戏。

游戏还能按照 IWFY 游戏分析中所探讨过的其他特定因素进行分类：目的、角色以及最显著的获益。对于系统而科学的分类，最有可能进行的是一种基于存在性心理地位的分类；不过目前对这一因素的认识还不够充分，这种分类有待以后继续探讨。由于目前做不到通过存在性心理地位进行分类，目前最实用的分类方法是社会学分类。本书下一部分所使用的就是这种分类法。

注记：

斯蒂芬·波特（Stephen Potter）对日常社交情境中的策略或"操弄"进行了敏锐而诙谐的讨论[2]，而 G.H. 米德（G.H.Mead）对游戏在社交生活中的作用进行了开创性研究[3]，为此他们应获得相应的荣誉。旧金山社会精神病学研讨会自 1958 年开始已经对那些导致精神残障的游戏开展了系统性研究，最近 T. 萨斯（T.Szasz）[4]已对游戏分析这部分进行了进一步探讨。若想了解游戏在团体治疗过程中的角色，请参考本人关于团体动力学[5]的论著。

参考文献

[1] Maurer D. W. *The Big Con*. New York: The Bobbs-Merrill Co., 1940.

[2] Potter S. *Theory and Practice of Gamemanship*. New York: Henry Holt & Company.

[3] Mead G. H. *Mind, Self and Society*. Chicago: University of Chicago Press, 1934.

[4] Szasz T. *The Myth of Mental Illness*. New York: Harper & Brothers, 1961.

[5] Berne E. *The Structure and Dynamics of Organizations and Groups*. Philadelphia and Montreal: J. B. Lippincott Company , 1963.

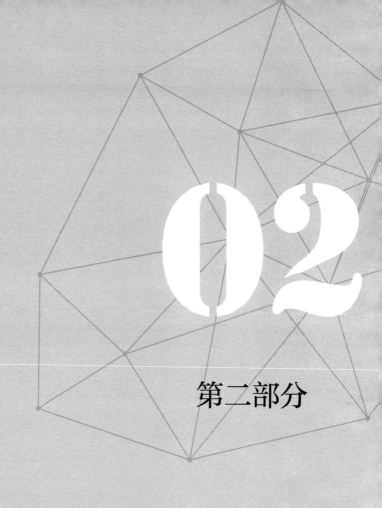

02

第二部分

游 戏 汇 编

引 言

引 言

本部分收集的是至 1962 年为止所发现的所有游戏，但我们还在不断发现新的游戏。有时候，有些游戏看起来是一个已知游戏的另一种形式，但经过更仔细地研究，我们会发现它们是全新的游戏；而有些貌似是全新的游戏，结果被证明是已知游戏的变体（variation）。游戏分析的个别项目也会随着新知识的积累而不断改变；例如，我们可能有多种选择来描述游戏的心理动力学特征，而本书目前的表述未必就是最具说服力的。不过，本书列出的游戏清单以及分析中的项目对于临床工作来说已经足矣。

本书对某些游戏进行了详细讨论及分析。还有些游戏因需更多调查，或较为罕见，或由于其意义相当明显，所以仅是简单提及。游戏中的"主角"通常用"怀特"（White）来称呼，而游戏中的另一方则被称为"布莱克"（Black）。

根据游戏最常发生的场合，可分为以下几类：生活游戏、婚姻游戏、聚会游戏、性游戏、地下游戏以及针对心理专业人员的咨询室游戏，最后则是一些好游戏的例子。

一 游戏分析符号

本书将在游戏分析项目中使用以下符号阐释。

标题（title）：如果游戏名称太长，为方便起见则使用名称的缩写。口头报告时最好使用游戏的全称，而不是其缩写或首字母缩略词。

命题（thesis）：尽可能中肯地重述该游戏。

目的（aim）：基于本书作者经验选出的最有意义的游戏目的。

角色（roles）：游戏主角会第一个出现，并作为游戏的第一视角。

心理动力学（dynamics）：和目的中的情况一样，是基于本书作者经验选出的最有意义的心理动力学因素。

示例（examples）：（1）举例说明儿童时期所玩的游戏，是最易分辨的相关原型。（2）举例说明成人时期生活的游戏示例。

沟通范式（paradigm）：尽可能简略地说明社会层面和心

理层面上的关键性的人际沟通及其组合。

行动（moves）：给出实践中发现的最低限度的沟通刺激和沟通回应。它们可能根据不同情境被无限地扩大、减弱或者修饰。

获益：

（1）内在心理获益——试图说明游戏如何促进内在精神的稳定性。

（2）外在心理获益——试图说明游戏帮助人回避的是何种引发焦虑的情境或亲密。

（3）内在社交获益——给出亲密关系中玩游戏时所使用的典型性言语表达。

（4）外在社交获益——给出一般关系中的衍生游戏或消遣时所使用的关键性言语表达。

（5）生理性获益——试图描述游戏为游戏者所提供的安抚类型。

（6）存在主义获益——说明游戏者是基于何种心理地位展开典型游戏的。

相关游戏：给出了该游戏的互补式游戏、同性质游戏和对立游戏的名称。

只有在心理治疗情境下，我们才能充分理解游戏。那些玩破坏性游戏的人会比玩建设性游戏的人更多地寻求心理治疗。

因此，我们已经充分理解的大多数游戏基本上都是破坏性的；但是读者应该记住，有更多幸运的人正在玩建设性的游戏。为了防止游戏的概念像许多精神病术语一样被滥用，我们必须再次强调，游戏是一个非常精确的概念：应该根据前面给出的游戏判断标准，将其与程序、仪式、消遣、操作、操弄以及源自不同心理地位的态度予以清楚区分。游戏基于人们的心理立场而展开，但是心理立场本身及其相应的态度并不是游戏。

二　通俗表述

本书所使用的很多通俗表述都来自个别患者的病例。若使用时对时机和敏感性因素做出合理的考虑，所有这些通俗表述都能被游戏者所欣赏、理解和喜爱。它们当中的某些表达也许看似无礼刻薄，但其真正所讽刺的对象是游戏本身，而非玩游戏的人。游戏的通俗表述首先要恰如其分，如果它们一听起来就让人觉得很有趣，那正是因为它们表达得恰到好处。正如我在其他地方探讨过通俗表述的别称，即便一整页高深艰涩的表达也不如用"混蛋"来指代某个男人[1]那样能充分表达原意。出于学术目的，我们应该用科学语言来阐释心理学原理，但在实践中可能需要一种不同的方式来有效辨认出人们的情感动力。因此，我们宁愿用"这难道不糟糕吗"来代替"肛门期攻击的言语投射"。前者不仅具有更为动态的意义和冲击力，实际上也更为准确。有时候，人们在明亮的房间比在昏暗的房间康复得更快。这就是其中的道理。

参考文献

[1] Berne E. Intuition IV: Primal Images & Primal Judgments. *Psychiatric Quarterly*. 1955, (29): 634–658.

第六章　生活游戏

在一般社会情境中，所有游戏对游戏者的命运都有着重要的甚至可能是决定性的影响；但其中有些游戏比其他游戏能给人提供更多当作终身职业来玩的机会，也更有可能牵涉到相对无辜的旁观者。为方便起见，我们将这类游戏统称为生活游戏，它包括"酒鬼""欠债者""踢我吧""可让我逮着你了，你这个混蛋！""看看你都让我做了些什么"以及这些游戏的主要变体。它们一方面与婚姻游戏相结合，另一方面又与地下游戏相联结。

一　酒鬼（Alcoholic）

命题。在游戏分析中，不存在所谓的酗酒或者"酒鬼"，有的只是某类游戏中被称为"酒鬼"的角色。如果促发过度饮酒的主要原因是生化作用或生理异常（目前仍有待研究），那么有关过度饮酒的研究应该属于内科医学领域。游戏分析关注的则是完全不同的内容——即与过度饮酒相关的社会沟通，也叫"酒鬼"游戏。

该游戏最完整的形式属于一个五人游戏，不过游戏开始与结束之时都只是一个双人游戏。游戏主角是"酒鬼"——由怀特（White）扮演。该游戏的主要配角是"迫害者"（Persecutor），一般由家庭中的某位异性扮演，通常是其配偶。第三个角色是拯救者（Rescuer），一般为怀特的同性，通常由一位对患者和酗酒问题都感兴趣的称职的家庭医生来扮演。在典型情况下，医生将酒鬼怀特从嗜酒爱好中成功解救出来。怀特戒酒六个月之后，他们互相庆祝彼此的成功。第二天，人们发现怀特又醉倒在了排水沟里。

第四个角色是胆小鬼（Patsy），或叫笨蛋（Dummy）[①]。在文学作品中，这通常是一个由熟食店的老板扮演的角色，他把钱借给怀特，或是赊给怀特一个三明治或一杯咖啡，但他既没迫害他，也不试图去拯救他。生活中则往往是怀特的母亲扮演这个角色，她给怀特钱，还常常为怀特妻子的不通情达理而同情他。在游戏这一方面，怀特被要求通过巧言令色来为自己的需

---

① 在美国地下文化中，Pasty 原意为"没问题"或"我很满意"，后来变为"鸽子"，即天真愚笨的傻瓜。

求找到借口——例如要用钱做一些项目，双方都假装相信这些理由，实际上他们对怎样花钱还是心知肚明的。有时候，"胆小鬼"会转换成另一个对游戏有帮助的但并非必要的角色："煽动者"（Agitator）或一个"老好人"（Good Guy）角色，他甚至会在怀特并没有索要酒水的情况下就主动给他酒喝："来吧，陪我喝一杯（然后你就会更快地堕落下去）。"

在所有饮酒游戏中，还有一位专业人士扮演辅助角色，他就是调酒师或酒吧服务员。在"酒鬼"游戏中，他扮演第五个角色"供应者"（the Connection），他是酒水的直接供应源，也深谙酒鬼的心思。在某种程度上，他对任何一个深陷其中的成瘾者来说都是最有深度的。在任何游戏中，"供应者"和其他游戏者的区别都在于专业和业余之分：专业人士往往知道何时停手。一位出色的调酒师会在某个时候拒绝再给酒鬼倒酒，酒鬼只好悻悻离开，除非他再找到一位对酗酒更纵容的"供应者"。

在"酒鬼"游戏的最初阶段，妻子会扮演所有三个配角：在半夜她是"胆小鬼"，为酩酊大醉的丈夫宽衣解带，为他煮咖啡，甚至遭受他的殴打；早上她成为"迫害者"，痛斥他的罪恶行径；而一到晚上，她又成为"拯救者"，恳求他戒掉酗酒。在游戏后期，有时由于酒鬼的身体器官恶化，可能会离开"迫害者"和"拯救者"，但如果他们仍旧愿意为酒鬼提供支持，酒鬼则可以容忍这些。此时怀特就会去教会之家领取一份免费餐补以获得拯救；或者他会忍受来自业余牧师或专业牧师的责骂，只要事后能得到施舍，面对责骂也无所谓。

目前经验表明，大多数研究者都忽视了"酒鬼"游戏中所获得回报（也是游戏的普遍特征）的来源。在这个游戏分析中，饮酒本身只是一种附带乐趣，却还能带来一些额外获益，即通向游戏的真正高潮（即宿醉）的过程。"帮倒忙"游戏也是如此：怀特最引人注意的是不断制造混乱，但这不过是他用来通向关键性结局的一种饶有趣味的方法，他实则想从布莱克那里获得宽恕。

对酒鬼游戏而言，宿醉反应与其说是生理上的痛苦，不如说是心理上的折磨。喝酒之人最喜欢两种消遣，一种是"马提尼酒"（喝了多少酒以及这酒如何调制而成），另一种是"酒醒之后"（让我对你说说我的宿醉）。"马提尼酒"是大部分社交饮酒者所青睐的游戏；许多酒鬼则更喜欢玩"酒醒之后"，这样他们便能就宿醉带来的心理伤害侃侃而谈，而像酗酒者互戒协会（A.A.）① 这样的组织则为其提供了无数畅谈心理伤害的机会。

---

① 酗酒者互诫协会（Alcoholics Anonymous），也叫匿名戒酒会，是一个成立于 1935 年，总部位于纽约的国际性社会互助团体，由比尔·威尔森和鲍勃·史密斯在美国俄亥俄州的阿克伦市发起。这个团体旨在通过彼此交流经历、互相支持、互相鼓励，努力解决共同的问题并帮助他人戒除酒瘾，恢复健康。会中成员一般只称教名或姓氏首字母。——译者注

每当患者狂饮之后去拜访他的精神科医生时，他总会懊恼地用各种方式来谩骂自己；而医生则沉默不语。在后来一次的团体治疗中，怀特重新讲起了他看精神科医生的那次经历，他会自鸣得意地说就是那位医生用所有这些方式来指责他的。许多酒鬼在治疗中最想谈论的并不是他们的饮酒行为；大多数情况下，他们是在迫害者的逼迫下才谈及自己的饮酒经历——显然他们真正想谈的是酗酒之后的痛苦。除了饮酒所带来的个人快感之外，饮酒在沟通分析中的目的，就是要创设一种情境，在该情境中，饮酒者的儿童自我不仅受到内心父母自我的严厉斥责，同时也遭受到环境中任何吹毛求疵的父母式人物的强烈谴责。因此，这个游戏的治疗方案不应以喝酒问题为重，而应该关注酒鬼"酒醒之后"在自我谴责中的自我放纵。不过，还有一类酗酒之人，他们并没出现宿醉反应，因而不属于目前所讨论的范畴。

还有一种叫作"不喝酒的酒鬼"（Dry Alcoholic）的游戏。游戏中怀特不喝酒，但会经历同样的经济堕落或社会堕落，因而具有和"酒鬼"游戏相同的行动步骤和所需的游戏配角。在这里，"酒醒之后"再次成为问题的症结所在。事实上，正是"不喝酒的酒鬼"和通常意义的"酒鬼"游戏之间存在的相似之处，强调了两者都属于游戏；例如，导致两者被解雇的程序是相同的。"吸毒成瘾者"（Addict）和"酒鬼"游戏类似，但是"吸毒成瘾者"游戏更加凶险和戏剧化，更加耸人听闻，发展速度也更迅猛。至少在美国社会，它更依赖于随时出现的"迫害者"，而处于中间的"胆小鬼"和"拯救者"角色极为罕见，或很遥远，而"供应者"在这个游戏中起着更为核心的作用。

"酒鬼"游戏涉及形式多样的组织机构，其中有些组织扩展至全美国乃至全世界，而有些则是地方性组织。很多组织都公布了这类游戏的规则。几乎所有这些组织都解释了如何扮演"酒鬼"角色：早餐前喝一杯酒，将原本用于其他事情的钱都花光买酒等。它们还解释了"拯救者"的角色。例如，"匿名酗酒者协会"表面会持续玩"酒鬼"游戏，但却致力于诱导"酒鬼"扮演"拯救者"。曾经的"酒鬼"更受这些组织的欢迎，因为他们深谙这个游戏的规则，因此比从未玩过这个游戏的人更适合扮演游戏中的其他配角。据报道称，在某个酗酒者互戒协会的一个分会中，"酒鬼"全部退出了组织；于是，剩下的成员又重新开始饮酒，因为如果没有需要拯救的人，他们将无法继续玩这个游戏[1]。

还有一些组织致力于改善游戏中其他角色的命运。一些组织会强迫"酒鬼"的伴侣从"迫害者"角色转变为"拯救者"角色。针对酗酒者的年轻后代，在理论上似乎最接近理想治疗的方案是：鼓励这些青少年摆脱游戏，而不仅仅是转变角色。

酗酒者的心理治愈重点在于完全禁止他玩此游戏，而不是简单地从一个角色转换为另一个角色。尽管很难为酒鬼找到一个与继续玩游戏一样有趣的事情，但在某些情况下也是可行的。由于酒鬼最突出的便是畏惧亲密，他很难脱离游戏状态代之以一种坦诚的人际关系，而更可能用另一个游戏取代原来的游戏。我们通常所说的痊愈的酒鬼在社交生活方面通常并不主动，他们很可能感到自己的生活缺乏激情，因此不断地想重返原来的生活方式。真正的"游戏治愈"的标准是，曾经的酒鬼可以在社交场合中正常饮酒，而不会令自己重蹈覆辙。游戏分析师并不会满意于通常的"完全禁酒"式治愈。

根据对该游戏的描述，很明显"拯救者"迫切地想去玩"我只是想帮助你"的游戏；"迫害者"总想玩"看看你都对我都做了些什么"的游戏；而"胆小鬼"只想玩"老好人"的游戏。随着扮演拯救者角色的组织的兴起，并宣称酗酒是一种疾病后，酒鬼们也被教育要玩"假肢"（Wooden Leg）的游戏。如今，对这个群体进行特别关怀的法律条文往往也鼓励这一做法。游戏的重心开始从"迫害者"转移到"拯救者"身上，从酒鬼说"我是个罪人"（I am a sinner）转而说"你还能指望一个病人做什么呢？"（What do you expect from a sick man?）（这展现了远离宗教、走向科学的现代思潮的一部分）。从存在主义角度来看，这种转变值得怀疑，而从实际角度考虑，这种转变似乎也对减少酗酒者对酒的需求收效甚微。尽管如此，"匿名戒酒协会"仍是大多数人治疗过度饮酒的最佳开端。

反命题。众所周知，"酒鬼"的游戏者通常陷入太深，难以放弃游戏。在一个案例中，一位女性酗酒者在认为自己对其他成员的了解足以继续她的游戏后，她才肯参与团体治疗。然后，她请团体成员讲讲对她的看法。由于她表现得和蔼可亲，很多成员都说了她的好话，但她不满地抗议说："这不是我想听到的。我想知道你们的真实想法。"她明确表示，她所寻求的是贬损性的评价。其他女性成员拒绝迫害她，于是回家后她告诉丈夫，如果她再喝酒，他要么和她离婚，要么送她去医院。他答应了她的要求，那天晚上她又喝得酩酊大醉，于是丈夫果真把她送进了疗养院。在团体治疗中，没人愿意扮演她为之设定的"迫害者"角色；尽管大家都在努力强化她已经获得的任何洞察力，她还是无法容忍这种对其游戏的拒绝行为，而在家里，她找到了一个愿意扮演她指定角色的人（丈夫）。

在另外一种情况中，患者似乎有做好充分准备去放弃游戏，并尝试一种真正意义上的社会性治愈的可能，治疗师也拒绝扮演其中"迫害者"或"拯救者"的角色。但若令治疗师扮演"胆小鬼"，允许患者不遵守付费和守时赴约的义务，也未必会对患者提供多大帮助。从沟通分析的角度来看，正确的治疗程序应该是在仔细做好初步的准备后，采取一种契约式的成人自我立场，同时拒绝扮演任何游戏角色，希望患者不仅能容忍完全戒酒，同时完全放弃游戏。如果他不能做到这些，最好将他转交给另一位"拯救者"。

反命题游戏的实施尤其困难，因为在大多数西方国家，酗酒者被视为亟须谴责、关注或慷慨施救的对象，拒绝扮演任何游戏角色的人将会引起公愤。在一个临床案例中，有一组工作者对"酒鬼"游戏非常感兴趣，并尝试通过制止游戏而非仅仅拯救患者来获得真正有效的治愈。这种做法一旦明目张胆，该诊所背后的非专业委员会就会排挤他们，之后再也不会邀请他们协助医治这些患者了。

相关游戏。一位非常具有洞察力的产业心理学学生发现，"酒鬼"游戏中会出现一种有意思的插曲，叫作"来一杯吧"（Have One）。怀特夫妇（怀特太太不喝酒，扮演一个不喝酒的"迫害者"）以及布莱克夫妇（二人都扮演"胆小鬼"）一起去野餐。怀特先生对布莱克夫妇说："来喝一杯吧！"如果他们真喝了，怀特先生就可以继续喝上四五杯酒。但是如果布莱克夫妇拒绝怀特先生继续饮酒，游戏便会开始。这时，按照酒场规则，怀特先生受到了侮辱，因此下一次他将寻找更顺从的野餐同伴。在社会层面上，这似乎是成人自我的慷慨，但在心理层面上，这是一种放肆的无礼行为。怀特先生的儿童自我在妻子的眼皮底下，通过公然行贿从布莱克夫妇的父母自我那里得到纵容，而妻子也无力反对。事实上，正因为她"无力"反对，怀特太太才默许了整个安排。扮演"迫害者"的怀特太太就如同扮演"酒鬼"的怀特先生一样，她同样渴望游戏继续下去。很容易想象，野餐结束后的第二天早上，怀特太太定会指责丈夫。如果怀特先生是布莱克的上司，这种情况就会更为复杂。

"胆小鬼"角色一般并不像其名字暗示的那样糟糕。"胆小鬼"往往是孤独寂寞之人，他们通过对"酒鬼"示以友好来获得巨大收益。熟食店的老板就通过玩"老好人"的游戏结识了很多人，他在自己的社交圈子里赢得了一个慷慨大方又会讲故事的美名。

顺便提一下，"老好人"游戏的一种变体是四处请教他人以更好地帮助别人。这是一个既愉快又具有建设性的游戏，值得鼓励。与其相反的是"硬汉"（Tough Guy）游戏，它是指学会使用暴力，或者请教如何更好地伤害他人。尽管游戏者从未将伤害付诸实践，但他总是在结交实施暴力的不法之徒，并能借此恃势凌人。这就是法语中所称的一类"虚张声势的坏人"（Un fanfaron de vice）。

游戏分析

主题： 看我有多坏；有本事你就阻止我。

目的： 自我谴责。

角色： 酒鬼、迫害者、拯救者、胆小鬼、供应者。

心理动力学： 口腔剥夺。

示例：（1）看你能不能逮住我。因为此游戏相当复杂，很难对该游戏的原型进行关联。然而，儿童，特别是酒鬼的孩子们经常使用酒鬼特有的把戏。"有本事你就阻止我"游戏中，包括撒谎、藏东西、寻求贬损自己的评论、寻找对自己有帮助的人以及寻找一个免费施舍的好邻居等。而自我谴责往往推迟至后期几年才出现。（2）酒鬼和他的关系圈子。

社会层面沟通范式： 成人自我——成人自我。

成人自我："告诉我你对我的真实看法，或者帮我戒酒吧。"

成人自我："我会跟你坦白的。"

心理层面沟通范式： 成人自我——儿童自我。

儿童自我："有本事你就阻止我。"

成人自我："你必须戒酒，因为……"

行动：（1）挑衅——寻求指责或宽恕。（2）纵容——愤怒或失望。

获益：

（1）内在心理获益——

（a）将饮酒作为人际交往的方式——一种反叛、安抚和欲望的满足。

（b）"酒鬼"作为游戏——自我谴责（可能发生）。

（2）外在心理获益——回避性行为及其他形式的亲密。

（3）内在社交获益——有本事你就阻止我。

（4）外在社交获益——"酒醒之后""马提尼酒"和其他消遣。

（5）生理性获益——爱恨交替。

（6）存在主义获益——每个人都想剥夺我的权利。

二 欠债者（Debtor）

命题。"欠债者"不仅仅是一个游戏。在美国，它往往成为一种人生脚本，即持续一生的计划，就像在非洲和新几内亚的一些丛林中生活的人们一样。[2] 在那里，一个年轻人的亲戚高价为他买来一位新娘，这就令他在未来岁月里负债累累。而在这里，至少在美国文明程度较高的地区也盛行着同样的风俗，只是娶新娘的彩礼变成了购房的钱，而银行取代了亲戚这个债主的角色。

因此，新几内亚的年轻人将旧手表挂在耳朵上 ①，美国的年轻人则将新手表戴在手腕上，他们都感觉自己有了一个生活"目标"。无论是结婚庆典还是乔迁庆宴，像这样的盛大庆祝活动不是在已清偿债务时举行，而是在背负债务时举行。例如，电视上所宣扬的不是最终还清抵押贷款的中年人，而是举家搬进新居的年轻人；他正自豪地挥舞着手中刚签下的购房合同，而他人生最富有成效的年华将主要和这些合同绑在一起。当他还清债务——抵押贷款、子女大学学费和保险后——他便成了一个问题，一个不仅要社会为其提供物质享受还要为其提供新"目标"的"老年人"。而在新几内亚的案例中，如果他非常精明，那他很可能成为一个巨额债权人，而不是一个欠巨款的债务人，但这种情况鲜有发生。

就在笔者写这部分的时候，一只小瓢虫恰好爬过桌面。如果不巧它翻了个仰面朝天，你就能观察到它为了重新站起来经历了多么激烈而痛苦的挣扎。在这期间，它有了生活的"目标"。当它成功翻过身后，你几乎可以看出它露出了胜利的喜悦。你可以想象，它爬走以后会在下次见到别的瓢虫时讲述自己的这段历险，作为一只成功的典范，这只虫子将深受年轻一

---

① 这是作者独树一格的写作方式，目的是营造两地殊途同归的游戏发展。据马可·马杰提 2010 年的研究中指出，作者非常热爱旅游，因此像这样的写作方式经常会在他的著作中出现。——译者注

代瓢虫的崇拜。但它在沾沾自喜时也会有一丝失望。现在，它已经脱颖而出来到"虫生"的巅峰，生活似乎变得漫无目的了。也许它愿意回来，重新体验一次成功。或许我们可以用墨水在它背上做好记号，这样便能在它再次冒险时认出它来。这只瓢虫十分勇敢，难怪它的家族能存活百万年之久而生生不息。

然而，大多数美国年轻人只有在压力重重的时候才会认真对待他们的抵押贷款。如果他们郁郁寡欢，或恰逢经济衰退，所背负的债务会让他们继续坚持生活下去，甚至还可能防止其中一些人自杀。他们大多数时间在玩一个较为温和的游戏——"要不是因为债务的话"（If It Weren't for the Debts），在游戏时间之外，他们还是能享受自己的人生的。只有少数人将更为紧张激烈的"欠债者"游戏作为毕生的事业。

年轻夫妇通常玩"你来试试追债吧"（Try and Collect，TAC）的游戏，这个游戏揭示了我们将如何设定游戏的秘密，它保证无论游戏朝哪个方向进行，游戏者都会获胜。怀特夫妇贷款购买各类商品和服务，其购买的是廉价物还是奢侈品，取决于他们的成长背景以及父母和祖父母教导他们如何玩游戏。如果他们的债主在尝试了几次追债后最终放弃，怀特夫妇便可享受被追债的乐趣而不受惩罚了，从这个意义上讲，他们获得了这个游戏的胜利。如果债主更为努力地追款，怀特夫妇便会享受逃避追债与使用所购买的商品同时带来的乐趣。如债主决意要追回欠款，该游戏最为紧张激烈的一面便展现出来。债主为了追回债款，将不惜采取一些极端措施。这些举措中通常包含一些胁迫性因素——例如去找怀特的上司告状或者开着有"要债机构"标识的卡车招摇过市，喧闹地赶到怀特家索债。

此时这里就会出现一个转变。现在怀特明白，他不得不还钱了。但由于债主的胁迫手段，例如大多数情况下，债主会发来"第三封信"清楚表明他的威胁立场："如果你在48小时内没有把钱带到我的办公室……"怀特感到自己有绝对正当的理由表示愤怒；此时，他转而玩"现在可让我逮着你了，你这个混蛋"游戏的变体了。这样他通过证明债主的贪婪、无情和不值得信任而获胜。该游戏最明显的两个获益是：（1）它强化了怀特的存在主义心理地位，这被伪装成"所有债主都是贪心的"；（2）它还提供了一个巨大的外在社交获益，那就是因为他现在能够在朋友们面前公然诋毁债主，而又不失为一个"老好人"的身份。通过直接与债主对峙，他还能进一步得到内在社交获益。此外，这也澄清了他利用信贷系统的正当性：如果债主们都像现在所表现的这样咄咄逼人，那为什么还要还钱给他们呢？

有时房东会以"你来试试躲债"（Try and Get Away With It）的形式玩"债主"游戏。"你来试试追债吧"和"你来试试躲债"的游戏者很容易辨认出彼此，并且由于可预料到双方即将玩你追我逃的游戏，且能从中得到潜在的沟通获益，他们甚至暗暗高兴并欣然地卷入彼此的游戏中。不管最终获胜的是谁，在游戏结束后，双方都会玩"为什么这总是发生在我身上？"（Why Does This Always Happen To Me?）这个游戏，从而互相强化了彼此的心理地位。

涉及金钱的游戏可能导致非常严重的后果。对某些人来说，这些描述听起来十分滑稽，但这并非因为它们是琐碎的无稽之谈，而是因为人们被教导要认真对待的事情背后的琐碎动机被暴露了出来。

反命题。"你来试试追债"最为明显的对立游戏就是要求欠债者立即用现金还钱。但是一个能干的 TAC 游戏者总会有办法周旋，除非遇到那些最顽固的债主，否则他都能成功应付。对抗"你来试试躲债"的游戏是及时还钱和做到诚信。可从任何意义上讲，玩"你来试试追债"和"你来试试躲债"的人都是职业游戏者，所以业余游戏者要胜过他们的概率太小，就像要战胜职业赌徒一样毫无胜算。尽管业余游戏者很少获胜，但卷入其中某个游戏时，他至少能怡然自乐。根据传统，人们在玩这两个游戏时都很严肃，所以对职业游戏者而言，最尴尬的莫过于看到一个业余游戏者在最终的游戏结局露出胜利的笑容。在金融界，这完全是不被允许发生的。在笔者收到的报告案例中，当街遇到欠债人并对他嗤之以鼻，就好像对"帮倒忙"的游戏者展开它的反命题游戏那样，可令他不知所以、郁郁寡欢甚至手足无措。

三　踢我吧（Kick Me）

命题。玩这个游戏的人，他的社交礼仪就相当于贴了一张"别踢我"的标签让别人辨识。但其（诱导他人踢自己的）诱惑力几乎难以抵挡，以致他自然被踢的结果接踵而至，怀特便可怜巴巴地哭道："可是我的标签摆明写着'别踢我'。"然后他有些狐疑，补充道："为什么这总发生在我身上。"（WAHM）从临床上讲，WAHM游戏可能被内射和伪装成"精神病学"游戏的陈词滥调："每当我处于压力之中时，我都会不寒而栗。"WAHM中还有一个游戏成分，即反向骄傲——情况如果相反，反而感到很骄傲："我总是比你不幸得多。"这种因素常见于偏执狂患者中。

若游戏者周围的人被善意的"我只是想帮助你"这种社会习俗或组织规定所限制，所以不踢他，那他的行为就会越来越具挑衅性，直到他越界迫使别人踢他一脚。如此玩游戏的人往往被驱逐出局、抛弃或被解雇。

而女性所玩的对应游戏是"衣衫褴褛"（Threadbare）。她们往往很有教养，却努力表现得寒酸落魄。出于一种"好的"理由，她们确保自己的收入水平从未超过维持生计的水平。如果她们突发横财，也总是用来资助那些有事业心的年轻人，最后钱财所剩无几。而这些年轻人往往用一些毫无价值的业务推广或类似的东西作为回报。这样的女人被俗称为"母亲之友"，她们总是乐于提出一些审慎明智的父母自我的建议，并间接以他人的经验为生。她们玩"WAHM"游戏时往往沉默不语，而只是通过她们的顽强拼搏来暗示"为什么这总发生在我身上"的游戏逻辑。

WAHM 还以一种有趣的形式出现在适应性良好的人身上，他们收获的回报和成功不断增加，并往往超出了自己的预期。在这里，如果 WAHM 游戏转变为"我何德何能"（What Did I Really Do to Deserve This？）的游戏形式，它便可能引发一种严肃而建设性的思考，并促进最佳意义上的个人成长。

四　可让我逮着你了，你这个混蛋！
（Now I've Got You, You Son Of a Bitch!）

命题。这可以从扑克游戏中的经典一幕中呈现。游戏主角怀特拥有一手必胜的好牌，例如他有 4 个 A。如果他是一个"我终于逮着你了，你这个混蛋"（NIGYSOB）中的游戏者，此刻比起打好牌或者赢钱，他更感兴趣的事实是，布莱克（游戏配角）将任凭他的摆布。

怀特需要安装一些排水管道设备，在动工之前，他和水管工仔细核算了相关费用。双方都同意在定好价格后不应再有额外收费。最后由于增加了一个预算外的必须安装的阀门，水管工结算账单时多加了几美元，相当于在四百美元的总价上增加了大约四美元。怀特勃然大怒，打电话给这个水管工要求解释，而水管工也不肯让步。怀特于是给他写了一封长信，质疑水管工的诚信正直和职业道德，并宣称除非撤销额外费用，否则他将拒绝付账。水管工最终妥协了。

很明显，我们发现怀特和水管工都在玩游戏。在洽谈过程中，他们都认识了彼此的游戏潜力。于是在提交账单时，水管工做出了令人愤慨的一步。由于怀特已得到水管工不多收费的承诺，那么水管工显然有错。现在怀特感觉有足够理由对水管工发泄所有的愤怒。怀特没有以一种与自我设定的成人自我标准一致的方式与水管工体面地协商，而是借机对水管工的整个生活方式提出了全面的批判，并且还可能带着一点儿无辜的烦恼。从表面上看，他们的争执是成人自我对成人自我的沟通，即对已确定的金额数所进行的正当买卖纠纷。而在心理层面上，这是一种父母自我对成年自我的沟通：怀特利用一些琐碎小事做出在社会层面上貌似有理的抗议（立场），借机把压抑多年的怒火发泄到哄骗他的对手身上，正如他母亲在类似情况下可能的做法一样。他很快觉察出内心的潜藏态度（可让我逮着你了，你这个混蛋！），并发觉在内心深处对水管工的挑衅，他实则是暗自窃喜的。随后，他回想起自己从很小就开始寻找类似的不公正对待，并能暗自高兴地接受这些不公正，且以同样方式借机予以狠狠反击。在他讲述的许多案例中，他已经忘记了真正激怒他的挑衅是什么了，然而对于随后的抗议则记忆犹新。管道工显然在玩 WAHM 游戏的一种变体。

NIGYSOB 是一个二人游戏，我们必须将它和"这难道不糟糕吗"（Ain't It Awful，AIA）区分开来。在 AIA 游戏中，游戏主角试图寻求一种不公正对待，以向第三方抱怨不公，从而玩一个三人游戏："侵犯者""受害者"和"知己"。AIA 游戏的口号是"同病相怜"。扮演"知己"的人通常也同时玩 AIA 游戏。WAHM 也是一种三人游戏，但是游戏主角总试图用不幸来突显自己的优势，并怨恨那些不幸的游戏对手。NIGYSOB 可以转换成一种商业化的三人职业游戏，如敲诈勒索的"美人计"（badger game）。它或多或少也可以变成一种形式微妙的二人婚姻游戏。

反命题。对抗该游戏的最好方式是采取正确的行动。要与 NIGYSOB 游戏者建立一种契约式关系，应趁早明确无误地与之讨论细节，并严格遵守已确定的规则。例如在临床实践中，关于缺席或取消预约的付款问题，在一开始就应该立即明确解决，并采取额外的预防措施，以避免记错账目。如遇不测之忧，其对抗的游戏形式是，在治疗师已做好准备处理游戏之前，要避免纷争并得体地屈服。在日常生活中，与NIGYSOB游戏者进行业务往来时，一定要预测风险。对待这种人的妻子应该格外谦卑规矩，不要有任何调情、献媚或轻蔑之举。特别是当丈夫本人看似在鼓励这种行为时，更应多加小心。

游戏分析

命题：可让我逮着你了，你这个混蛋！

目的：为自己的愤怒寻求公正辩护。

角色：受害者、侵犯者。

心理动力学：妒忌的愤怒

示例：（1）这次可算逮着你了。（2）嫉妒的丈夫。

社会层面沟通范式：成人自我——成人自我。

成人自我："看看，你做错了啊。"

成人自我："既然你提醒了我，我想我的确做错了。"

心理层面沟通范式：父母自我——儿童自我。

父母自我："我一直盯着你呢，就等着你摔一跤（就等着你犯错呢）。"

儿童自我："这次被你逮住了个正着。"

父母自我："是的，让你尝尝我现在的满腔怒火。"

行动：（1）挑衅——责备。（2）防御——责备。（3）防御——惩罚。

获益：

（1）内在心理获益——为愤怒找到正当的理由。

（2）外在心理获益——避免面对自己的不足。

（3）内在社交获益——可让我逮着你了，你这个混蛋！

（4）外在社交获益——他们总是想来逮着你。

（5）生理获益——通常是同性之间的交战。

（6）存在主义获益——人都是不可信任的。

五　看看你都让我做了些什么
（See What You Made Me Do）

命题。这个游戏最经典的形式是一种婚姻游戏，而实际上，它是一个"三星级婚姻杀手"游戏，不过它也可能存在于父母和孩子之间以及工作场所中。

（1）第一级"看看你都让我做了些什么"（See What You Made Me Do，SWYMD）游戏：怀特，性格孤僻，他往往全身心投入做一些事而与别人隔绝。也许现在他只想一个人待着。

这时一个入侵者，比如他的妻子或某个孩子，跑来寻求安抚或问他一个像"长嘴钳放哪儿了"的问题。这一突然的打断"致使"他失手掉落了凿子、漆刷或熨斗，或打字机出现了问题。于是，他怒气冲冲地向入侵者喊道："看看你都让我做了些什么！"随着这个游戏经年累月不断重演，他的家人越来越不敢在他全神贯注做事时打扰他，而是逐渐远离他。当然，真正"致使"他手头工作出现失误的并不是入侵者，而是他自己的怒气。不过，他很乐意出现这样的失误，因为这给了他一个赶走入侵者的借口。不幸的是，这种游戏很容易被小孩子学会，所以会代代相传。当游戏者通过某些方式让游戏越有诱惑力，其内心潜在的满足感与获益就越清楚地展现出来。

（2）第二级 SWYMD 游戏：如果 SWYMD 游戏成为一种生活方式的基础，而不只是作为一种保护机制被人偶尔来玩，怀特会娶一位玩"我只是想帮助你"或类似游戏的妻子。这样他就很容易在体贴或献殷勤的幌子下将决定权交给妻子了。他恭敬有礼，让妻子决定去哪里吃饭或看哪部电影。如果事情进展顺利，他便能坐享一切。若不顺利，他就可以明目张胆或拐弯抹角地责备她："都是因为你才把我牵扯进来"（You Got Me Into This，UGMIT），这是 SWYMD 游戏的一种简单变体。他也可能将如何抚养孩子的重担推给妻子，而他来执行操作；如果孩子们出现了问题，他就可以直接玩 SWYMD 游戏了。如果孩子表现得很差劲，这就成为丈夫常年责备妻子的借口；于是 SWYMD 本身并非游戏的结局，而仅仅是怀特借之对妻子说"我早就告诉过你会这样"（I Told You So）或者"看看你都做了些什么"（See What You've Done），从而获得瞬时的满足感。

利用 SWYMD 来获取心理满足感的职业游戏者也会在职场中玩此游戏。在职场的 SWYMD 游戏中，人们不会恶言相向，而代之以长时间隐忍的怨恨表情。游戏者"民主地"或像"明智的管理者"那样向他的助手征求建议。这样，他就能置于一种无懈可击的地位对他的下属实施恐吓。他所犯的任何错误都可以归咎于下属，称是他们让他这样做的。若他用自己的错误来对付上级（将所有错误归咎于上级），那他将自作自受，并可能被解雇。在这种情况下，SWYMD 成为心怀怨恨的人所玩的"为什么这总发生在我身上"游戏的一部分；或者是抑郁者所玩的"我又变成这样了"游戏的一部分（二者都属于"踢我吧"的游戏范畴）。

（3）第三级 SWYMD 游戏：它是 SWYMD 游戏的十分激烈的形式，可能被偏执狂用来对抗那些鲁莽轻率地给他们提出建议的好心人（详见"我只是想帮助你"游戏）。这可能是危险的，在某种情况下甚至是致命的。

"看看你都让我做了什么"（SWYMD）和"都是因为你才把我牵扯进来"（UGMIT）两个游戏彼此相辅相成，因此，二者的组合（SWYMD-UGMIT）是许多婚姻游戏中隐蔽式游戏契约的典型基础。该契约可由以下实例说明。

在双方达成一致的条件下，怀特太太负责家庭账目记录，并从两人的共同账户中支付账单，因为怀特先生"不擅长算数"，因而一切由怀特太太独立支付。每隔几个月他们就会被银行告知账户透支，怀特先生不得不去银行清算账单。经过查账，结果发现家庭的财政问题是由于怀特太太在没有告知丈夫的前提下，私自进行了一笔昂贵消费。事情真相大白后，怀特先生就会大发雷霆，并装腔作势地上演他的 UGMIT 的游戏，而怀特太太则会含泪接受他的指责，并保证不会再发生此类情况。事情平稳地进行了一段时间，后来债主突然出现在他们面前，要求怀特夫妇支付一个逾期已久的账单。怀特先生从没有听说过还有此笔花费，于是为此质问妻子。此时妻子反过来就会玩她的 SWYMD 的游戏了，并说这都是他的错。因为怀特先生禁止她透支家庭账户，她唯一能维持生计的办法就是欠下这笔巨债，同时还向丈夫隐瞒了此事。

他们以为每次游戏出现后都不会再次发生，自此生活会有所转变——而事实确实如此，但这种状态通常只能维持数月，之后又会故伎重演了。最后他们容忍地玩这些游戏长达十年之久。怀特先生在心理治疗中没有借助治疗师的任何帮助，他很聪明地分析了该游戏，还设计出一个有效的解决方案。经怀特夫妇双方协商，最终同意将他们所有费用账户和家庭的银行账户都记在怀特先生的名下。怀特太太继续记账付账，不过要由怀特先生提前审阅账单并控制额外的支出。通过这种方式，再也没有出现追债者和透支的情况，于是现在他们共同承担了家庭的预算工作。没有了SWYMD-UGMIT组合游戏所带来的满足感和获益，怀特夫妇起初不知所措，但很快就被迫从彼此身上找到了更具开放性和建设性的满足感。

反命题。与第一级SWYMD游戏相对抗的方法，是让游戏者怀特先生独处；而针对第二级SWYMD游戏，则是将决定权交给怀特自己。第一级游戏者可能感到被人遗弃，但很少发怒；如果要求第二级游戏者自主做任何决定，可能会使他颇为不快，所以系统性地对抗SWYMD游戏会引发不愉快的结果。与第三级SWYMD相对抗的游戏需要交给有能力的专业人士来玩。

部分游戏分析

该游戏的目的在于为自己的行为进行辩护。从动态心理学角度看，该游戏的温和变体可能与早泄有关，而该游戏的激烈形式则是基于"阉割焦虑"的愤怒。孩子们很容易学会玩这个游戏。外在心理获益（逃避责任）是非常明显的。关系中即将出现亲密，作为一种威胁，它促进了游戏的发生，因为"正当的"愤怒为游戏者回避性关系提供了一个绝佳的借口。而这里游戏者的存在主义心理地位是："我是无可指摘的。"

注记：

在此非常感谢加利福尼亚州奥克兰市的治疗教育中心的罗德尼·诺斯医师（Rodney Nurse）和弗朗西斯·马森夫人（Frances Matson），同样感谢肯尼思·埃弗茨医师（Kenneth Everts）、R.J. 斯塔雷尔斯医师（R. J. Starrels）、罗伯特·古尔丁医师（Robert Goulding）及其他人对酗酒问题特别感兴趣的人，感谢他们在研究"酒鬼"游戏中的不懈努力，以及对本文探讨话题所做出的贡献与批评。

参考文献 ────────────────

[1] Berne E. *A Layman's Guide to Psychiatry & Psychoanalysis*. New York: Simon & Schuster. 1957: 191.

[2] Mead M. *Growing Up in New Guinea*. New York: William Morrow & Company. 1951.

第七章　婚姻游戏

几乎任何一种游戏都能构成婚姻生活和家庭生活的脚手架，但是在婚姻这种契约式亲密的法律效力下，有一些游戏，如"要不是因为你"，比其他游戏更为盛行，而伴侣对"性冷淡的女人"这样的游戏也能忍耐更久。当然，这里只是特意将婚姻游戏与压抑本能游戏分开，之后将在另一章对压抑本能游戏加以介绍。在婚姻关系中那些典型的演变为最成熟形式的游戏包括"困境""会诊室""性冷淡的女人"及"性冷淡的男人""忙碌""要不是因为你""看我已经多么努力地试过了"和"亲爱的"。

一　困境（Corner）

命题。"困境"比其他大多数游戏更清晰地说明了该游戏可操作性的一面以及它们对亲密造成的障碍。该游戏自相矛盾的一点是，游戏者明知对方意图，却假意不知，从而拒绝参与对方的游戏。

1. 怀特太太向丈夫提议一起去看电影。怀特答应了。

2a. 怀特太太犯了一个"无意识"的错误。在和丈夫谈话期间，她很自然地提到房子需要粉刷。这将是一大笔开销，怀特最近刚刚告诉过妻子目前家里财务紧张；他要求妻子不要向他提出一些超出日常的开支而令他难堪或恼火，至少在下个月之前不要提。因此，怀特太太这个时候提房子需要粉刷就不合时宜了，所以怀特的回应也十分粗鲁。

2b. 第二种情况是：怀特将话题引向了房子，这令怀特太太不由自主地提出房子需要粉刷。就如上述情况，怀特予以了粗鲁的回应。

3. 怀特太太很生气，说如果他心情不好，她才不愿意和他一起去看电影，他最好自己去。怀特说，如果她真这么想，那他就一个人去看。

4. 怀特果真自己去看电影（或和孩子们出去）了，留下怀特太太在家自叹感伤。

这个游戏有两种可能的噱头：

第一，根据以往经验，怀特太太很清楚她不应该把丈夫的烦恼当回事。他真正想要的是妻子能理解他现在养家糊口多不易；之后他们就可以一起快乐出发了。然而怀特太太偏不这样做，这让他大失所望。他愤然离开了家，而她却独自待在家里，表现出像是受到虐待的样子，实则她内心深处隐隐感到一种胜利。

第二，基于过去的经验，怀特很清楚，他不应把她的怄气当回事。她真正想要的是丈夫的甜言蜜语；然后他们就可以一起快乐地出去了。但是他偏偏拒绝了她，而且他也知道这种拒绝十分虚伪：他知道妻子想要他哄一哄，但却装糊涂。他愉快地离开了家，松了口气，但表现出很委屈的样子。妻子留在家里感到非常失望，满心怨愤。

即便没有经验的人也能看出，在以上两种情况里，胜利者的心理地位都是——自己是无可挑剔的；他或她所做的所有事情都是从字面意义理解对方的话。这一点在 2b 中表现得更为明显，怀特从表面意义上理解妻子拒绝去看电影的决定。他们都知道这是赌气，但既然她这么说了，那她就陷入了圈套。

这里最明显的获益是外在心理获益。他们两人都发现看电影会充分激发他们的性欲，而且大概也预测到看完电影回家后两人将会做爱。因此，他们中任何一个想要逃避这种亲密的人都会在游戏中做出 2a 或 2b 的举动。这是"吵闹"（Uproar）游戏的一种特别令人恼火的变体（详见第九章）。被"冤枉"的一方，在义愤填膺的状态下，当然可以为自己不想做爱找到正当的理由，而被困住的那一方也拿他没有办法。

反命题。对怀特太太来说，对抗该游戏很简单。她只需改变主意，微笑着挽住丈夫的胳膊，和他一起去看电影（从儿童自我状态转变到成人自我状态）。这对怀特先生来说，对抗该游戏就比较困难了，因为此时妻子掌握了主动权；不过倘若他能反思一下整个事情经过，也许就能哄她开心，让她陪他一起去看电影，这样她那闷闷不乐的儿童自我就得到了安抚，要么更好一点儿，她就能回到成人自我状态。

"困境"游戏还有一种涉及孩子的稍有不同的同类游戏，类似于贝特森（Bateson）及其同事描述的"双重绑定"[1]。在这一相关游戏中，孩子左右两难，无论他做什么都是错的。贝特森学派认为这可能是精神分裂症的一个重要病因。那么，用本书的表达术语来说，精神分裂症可能是儿童对"困境"游戏的对抗形式。用游戏分析法来治疗成人精神分裂症患者的经验证明了这一观点——也就是说，如果对"困境"的相关游戏分析证明，患者的精神分裂症行为过去是并且现在仍旧是对抗该游戏的方法，那么有适当准备的患者的相关症状就会部分甚至全部得到缓解。

有一类整个家庭都参与其中的日常"困境"游戏，它最有可能影响年幼儿童的性格发展。该游戏中的父母是那种喜欢干涉别人、处于"父母自我状态"的人。父母要求孩子多帮忙做家务，但当孩子真正去做时又会变得吹毛求疵——这是一个家喻户晓的"做了也不是，不做也不是"的典型案例。这种"双重绑定"可被称为进退两难型的"困境"游戏。

"困境"有时被认为是儿童哮喘的病因之一。

小女孩："妈妈，你爱我吗？"

母亲："爱是什么？"

这种回答没有直接回答小女孩的问题。她想谈谈妈妈的爱，而母亲却把话题转换到小女孩根本没有能力处理的哲学问题上。小女孩开始呼吸困难，母亲有些恼怒，这时小女孩开始哮喘，母亲向她道歉，"哮喘"游戏便开始了。"困境"游戏的这种"哮喘"类型还有待进一步研究。

"困境"游戏还有一种优雅的变体，可被称为"罗素—怀特海"型，这有时会出现在团体治疗中。

布莱克："好了，无论如何，只要我们保持沉默，就没有人在玩游戏。"

怀特："可能沉默本身就是一种游戏。"

瑞德："今天没有人在玩游戏。"

怀特："可是不玩游戏本身可能就是一种游戏。"

治疗方案中该游戏的对立面也同样优雅。这里禁止提逻辑悖论。当怀特没法使用这种伎俩时，他潜在的焦虑感便很快浮出水面。

还有一类叫作"午餐袋"（Lunch Bag）的婚姻游戏。它一方面与"困境"游戏很接近，另一方面又与"衣衫褴褛"游戏密不可分。丈夫本来有条件去高级餐馆吃午饭，但他每天早上都会给自己做一些三明治，用纸袋装着带到办公室。这样他就用光了家里的面包皮、前一天晚餐的剩饭和妻子为他攒下的纸袋。这使他完全能控制家庭的财政，因为看到丈夫能够如此自我牺牲，妻子哪好意思再给自己买一条貂皮披肩呢？这还使丈夫获得了许多额外好处，例如他可以单独享用午餐，也可以利用午餐时间赶工作。从很多方面来讲，这是一种建设性的游戏，如果本杰明·富兰克林还在世的话，也一定会赞成这种游戏，因为它鼓励节俭、勤奋和守时的美德。

二　法庭（Courtroom）

命题。从描述上看，该游戏属于在法律范畴表现最为突出的游戏类别，其中包括"假肢"游戏（以精神错乱为由做辩护）和"欠债人"游戏（有关债务的民事诉讼）。临床上，该游戏最常见于婚姻咨询和婚姻团体治疗中。事实上，有些婚姻咨询和婚姻团体治疗完全是在没完没了地玩"法庭"游戏，在这个游戏中，任何问题都无法解决，因为游戏从未终止过。在这种情况下，很明显，咨询师或治疗师已全然不知地深深陷入了该游戏之中。

"法庭"的游戏者人数不限，但它基本上是三人游戏，包括"原告""被告"和"法官"，分别由丈夫、妻子和治疗师扮演。如果是在团体治疗、电台或电视上玩这个游戏，其他听众或观众将被视为陪审团。丈夫首先开口，他满怀哀怨地说："让我来告诉你我妻子昨天都做了什么。她……"妻子紧接着反驳道："不是的，事情实际上是这样的……而且就在他正要……总之当时我俩都……"丈夫大胆地接着说："好吧，很高兴你们有机会听到这件事情的两面，我只想要公平。"这时咨询师审慎地说："在我看来，如果我们考虑……"等诸如此类的话。如果当时还有其他观众，治疗师可能把问题抛给他们："好吧，让我们来听一听其他人怎么说。"或者，如果这些听众的经验已相当丰富，没有任何治疗师指导，他们也会扮演陪审团。

反命题。治疗师对丈夫说："你说得完全没错！"如果丈夫沾沾自喜且洋洋得意有所放松，治疗师会问："你对我刚才说的感觉怎么样？"丈夫回答："很好。"那治疗师会说："事实上，我觉得在这件事上是你错了。"如果丈夫很诚实，他会说："其实我一直都知道是我错了。"如果他不诚实，他做出的反应将令人清楚地看到他正在玩一个游戏。这样就有可能进一步来探讨这个游戏。其中相关的游戏要素在于这样一个事实，虽然"原告"公开要求胜诉，但从根本上他知道自己是错的。

当收集了足够的临床资料来澄清夫妻的问题后，就可以通过整个对立游戏策略中最为优雅的方法之一来阻断该游戏的继续。治疗师设定了一条规矩，那就是禁止在团体治疗中使用（语法意义上的）第三人称。这样，团体成员只能直接称对方为"你"，或自称为"我"，但不能说"让我告诉你有关'他（或她）'的事吧"。此时，夫妻两人完全停止在团体治疗中玩"法庭"游戏了，或转而玩比"法庭"游戏有所改进的"亲爱的"游戏，或者继而玩一种对他们没有任何裨益的"此外"游戏（Furthermore）。我们将在本章另一节探讨该游戏。在"此外"游戏环节中，原告接连不断地提出指控。而被告对每一个指控的回应都是："我可以解释。"原告并没有理会被告的解释，一旦被告停下来，原告就会用"此外"提出另一个指控，紧接着被告又有新的解释——这是典型的"父母自我—儿童自我"的沟通。

"此外"游戏是偏执型的被告玩得最为激烈的一种游戏。由于这类被告讲话直白，所以很容易令那些喜欢用幽默或隐喻性语言来表达自己的原告倍感挫败。一般来说，"此外"游戏中最明显要避开的陷阱就是隐喻。

"法庭"游戏的日常形式很容易在儿童中观察到，这是一个发生在父母和两个孩子之间的三人游戏。"妈妈，她夺走了我的糖果。""没错，可他拿了我的洋娃娃，在那之前他还打了我。而且我们之前都说好了要分享这些糖果。"

游戏分析

命题：他们必须要说我才是对的。

目的：获得安心。

角色：原告、被告、法官（和／或陪审团）。

心理动力学：手足之间的竞争。

举例：（1）孩子们争吵，父母介入。（2）已婚夫妇，寻求"帮助"。

社会层面沟通范式：成人自我——成人自我。

成人自我："她就是这样对我的。"

成人自我："事实的确如此。"

心理层面沟通范式：儿童自我——父母自我。

儿童自我："告诉我我是对的。"

父母自我："这个人是对的。"或："你们都对。"

行动：（1）控诉—辩护（2）原告反驳、让步或摆出善意的姿势。（3）法官作出决定或让陪审团进行判定。（4）作出最后裁决。

获益：

（1）内在心理获益——投射式内疚。

（2）外在心理获益——免除罪责感。

（3）内在社交获益——"亲爱的""此外""吵闹"及其他
游戏。

（4）外在社交获益——"法庭"游戏。

（5）生理性获益——来自法官和陪审团的安抚。

（6）存在主义获益——抑郁心理地位：我总是错的。

三　性冷淡的女人（Frigid Woman）

命题。这几乎是一个专属于婚姻的游戏，因为我们很难想
象一段非正式婚姻关系能在足够长的时间里提供该游戏所需要
的机会和特权，也很难想象非正式婚姻关系在面对此游戏时能
有效维持下去。

丈夫想和妻子做爱，但遭到拒绝。在丈夫经过反复尝试
后，妻子对他说：所有男人都是禽兽，他并非真的爱她，或者
说他所爱的并非她这个人，而只是对性感兴趣。他暂时停了一
会儿，然后再次尝试，结果别无二样。最终他选择放弃，不再
进一步行动。几周甚至几个月过去了，妻子变得越来越随意，
甚至有时会有些健忘。她半裸着身子穿过卧室，或者洗澡时忘
记带干净的毛巾，要让丈夫拿给她。如果她所玩游戏的程度过
于激烈或过度饮酒，她也许就会在聚会上与其他男人调情。丈

夫最终对这些诱惑做出了回应，并再次尝试与她做爱。但又再一次遭到拒绝，一场"吵闹"游戏接踵而至，他们目前的行为、其他夫妇、他们的姻亲、财务状况和他们的各类失意等话题会统统被卷入这场游戏，最后以"砰的一声关门"而终止。

这次丈夫下定决心彻底不再尝试，他决定过一种无性的生活。几个月过去了，对于妻子在他面前随意晃来晃去和忘拿毛巾的伎俩，他都不予理睬。妻子的不拘小节和健忘越来越有骚扰性，但他仍然不为所动。直到有天晚上，她实际上主动靠近他，并吻了他。一开始他不予理会，牢记自己下定的决心，但很快，本能在漫长饥渴后开始听其自然，他相信这次一定能做到。他最初的试探并没遭到拒绝，于是他越来越大胆。就在关键时刻，妻子突然后退并哭着说道："看，我之前跟你说过什么！所有男人都是禽兽，我想要的只是感情，而你感兴趣的只有性！"此时此刻，紧接而来的"吵闹"游戏就会跳过初期有关他们最近行为和姻亲的争吵，直奔财务问题。

值得注意的是，尽管丈夫坚持对抗妻子的性冷淡行为，但他实际和妻子一样害怕性亲密，并通过谨慎选择伴侣来尽量减少暴露出他不正常性机能的风险，而此时他可以转而归咎于妻子。

在日常生活中，这个游戏发生在不同年龄阶段的未婚女子中，这很快为她们获得了一个常见的通俗绰号："性冷淡的女人"。这类游戏也常常融入一种"愤慨"游戏，或称"骚扰"。

反命题。这是一个危险的游戏，对抗该游戏同样危险。婚外情是一场赌博。面对刺激的竞争，妻子可能会放弃这个游戏，并尝试过正常的婚姻生活，但也许为时已晚。另一方面，妻子会玩"可算让我逮着了，你这个混蛋"游戏，通常在律师帮助下，她会利用这段婚外情作为对抗丈夫的武器。若丈夫单方面接受心理治疗，其结果同样是不可预想的。随着丈夫越发强大，妻子的游戏最终可能以失败告终，从而双方关系调整至较为健康的方向；但倘若妻子是一个强硬的游戏者，丈夫单方面的进步可能会导致婚姻破裂。如果可行的话，最好的解决办法是双方都参加婚姻方面的沟通分析团体治疗，该游戏的潜在获益和基本的性问题病理都可以暴露无遗。只有这样，夫妻双方才有兴趣接受高强度的个体心理治疗。这可能带来心理上的再婚。如非如此，至少双方都能对婚姻做出更为明智的调整。

对该游戏的日常形式相对得体的对抗方法是另寻其他社交伙伴。更加精明或更残暴地对抗该游戏的方法是腐败堕落，甚至犯罪。

相关游戏。该游戏的逆转方式是"性冷淡的男人"，该游戏不太常见，但许多过程与本游戏相同，只是稍有改变。游戏的最终结局取决于参与各方的脚本。

"性冷淡的女人"游戏的关键之处在于最后阶段出现的

"吵闹"。一旦任其发展，夫妻间就不可能再有性亲密，因为双方都从"吵闹"游戏中获得了偏激的满足感，无须再从对方身上激起性兴奋。因此，要对抗"性冷淡的女人"游戏，最关键的一点就在于拒绝"吵闹"游戏。这将使妻子进入一种得不到性满足的状态，这种状态甚至严重到她更愿顺从丈夫的意志。通过"吵闹"游戏，我们能区分开"性冷淡的女人"和"打我吧，爸爸"这两个游戏，"吵闹"游戏是一种前戏；在"性冷淡的女人"中，"吵闹"代替了性行为本身。因此在"打我吧，爸爸"游戏中，"吵闹"是性行为的一个条件，与可以提高性刺激的迷恋物相似，而在"性冷淡的女人"中，一旦"吵闹"发生了，这一游戏就结束了。

狄更斯在《远大前程》中描述的那位一本正经的小女孩就扮演了"性冷淡的女人"的儿童期雏形，她衣着刻板，让小男孩给她做一个泥巴饼。然后她嘲笑他沾满泥巴的脏手和衣服，并且向男孩炫耀她有多干净。

游戏分析

命题：可让我逮着你了，你这个混蛋！

目的：自我辩护。

角色：贤妻良母、不体贴的丈夫。

117

心理动力学：阴茎嫉妒。

示例：（1）谢谢你做的泥巴饼，你这个脏兮兮的小子。
（2）骚扰的、性冷淡的妻子。

社会层面沟通范式：父母自我—儿童自我

父母自我："我允许你给我做一块泥巴饼（吻我）。"

儿童自我："我很乐意。"

父母自我："看看，现在你有多脏啊。"

心理层面沟通范式：儿童自我—父母自我。

儿童自我："看看你能不能勾引我。"

父母自我："如果你阻止我的话，我会试一试的。"

儿童自我："看，是你先开始的。"

行动：（1）诱惑—回应。（2）拒绝—放弃。（3）骚扰—回应。（4）拒绝—吵闹。

获益：

（1）内在心理获益——从施虐幻想产生的内疚感中解脱。

（2）外在心理获益——避免出现自己所害怕的身体暴露和侵入。

（3）内在社交获益——"吵闹"游戏。

（4）外在社交获益——你怎么对待这个脏兮兮的小男孩（丈夫）?

（5）生理性获益——抑制性交，代之以争吵。

（6）存在主义获益——我是纯洁的。

四 忙碌（Harried）

命题。这是一个由忙碌的家庭主妇所玩的游戏。通常要求她擅长做十到十二种不同的工作；或换种说法，她需要同时优雅地扮演十到十二个不同的角色。报纸的周末版副刊上时不时会略带戏谑地出现这些工作或角色的清单：女主人、母亲、护士、女佣等。由于这些角色通常相互冲突，并且令人疲惫不堪，经年累月之后，这些角色施加的压力将导致一种被象征性称为"家庭主妇膝盖"的病症（家庭主妇需要进行膝盖负担很大的跪着擦洗地板、抬东西以及驾驶等日常事务），其明显的症状可以简洁地概括为家庭主妇的抱怨："我累了。"

现在，如果家庭主妇能够设定好自己的节奏，并在关爱丈夫和孩子的过程中获得足够的满足感，那她不只是在为家人服务，而且会享受这么多年的家庭主妇时光，当把最小的孩子送入大学后，她甚至会感到一股强烈的孤独。但是，一方面如果她受到内在父母自我的驱使，被她为此选择的挑剔的丈夫问责；另一方面又无法从关爱家人中得到足够的满足，她便会越发难过。一开始，她可能会尝试着从"要不是因为你"和"吹毛求疵"游戏中自我安慰（事实上，任何家庭主妇在遇到困难的时候都会转而求助于这些游戏）；但很快这些都无济于事了。于是她必须找到其他出路，那就是玩"忙碌"游戏。

这个游戏经过很简单。她承担一切事务，甚至要求更多。她接受丈夫的所有指责，也满足孩子们的一切要求。如果她要在晚宴上款待客人，她感觉自己不仅要无可挑剔地充当一位健谈家，还要扮演好照顾好全家和仆人的女主人、室内装潢师、宴会承办人、迷人女孩、纯洁女王和外交家等多种角色；那天早上她还要烘焙蛋糕，并带孩子们去看牙医。即便已经疲惫不堪和焦灼难耐，她也要让这一天更加忙碌。到了下午，她会理所当然地累倒，什么事情都没有完成。她辜负了丈夫、孩子和客人们，而自责也加剧了她的痛苦。类似情况发生了两到三次之后，她的婚姻岌岌可危，孩子们无所适从，她体重骤降，头发蓬乱，面部憔悴，鞋子穿到磨损。接着她就会出现在精神科医生的会诊室中，准备住院。

反命题。该游戏的反命题在逻辑上很简单：怀特太太可以在一周内连续扮演其中的每一个角色，但不能同时扮演两个及以上的角色。例如，她要举办一场鸡尾酒会，她要么扮演大厨，要么扮演保姆，但不能同时兼任。如果她只是因为"家庭主妇的膝盖"病而困扰，那她可以通过这种方法来限制自己。

然而，如果她真的在玩"忙碌"游戏，那她很难坚持这一原则。在这种情况下，她会精心挑选一位苛责的丈夫：他虽是一个通情达理之人，但如果妻子不如自己的母亲那样能干，他就会对她求全责备。实际上，她嫁给了丈夫的父母自我状态下永存的母亲幻想，这与她对母亲或祖母的幻想类似。寻到一个合适伴侣后，她的儿童自我就陷入了一种为了维持心理平衡而疲惫焦虑的角色，她也不会轻易摒弃这个角色。丈夫所承担的职业责任越多，他们二人就越容易找到成人自我的理由来维持其关系中不健康的一面。

通常由于学校一方为了不快乐的孩子们而做出了正式干预，这种立场便会不堪一击，此时精神科医生就会被要求介入，从而该游戏转化成一种三人游戏。要么丈夫想让精神科医生对妻子进行彻底的检查治疗，要么妻子想让医生联合她一起对抗丈夫。精神科医生的技巧和警觉性便决定了之后会发生什么。通常在第一阶段，妻子的抑郁症状会有所减轻，这一过程会顺利进行。在第二阶段，她将放弃"忙碌"游戏，转而玩"心理治疗"游戏，这是决定性的一步。这往往激发夫妻双方越来越激烈的对抗。有时这种对抗会完美地隐藏，然后突然爆发，尽管这并非出人意料。如果能度过这一阶段，那么接下来就可以真正进行游戏分析了。

我们必须承认，真正的罪魁祸首是妻子的父母自我状态，这源于她的母亲或祖母；丈夫在某种程度上只是一个被选中在游戏中扮演相关角色的傀儡。治疗师要对抗的不仅有妻子的父母自我状态和为达成目的已付出沉重代价的丈夫，还包括鼓励妻子顺从其角色的社会环境。报纸上刊登了一篇关于家庭主妇必须扮演的许多角色的文章，该文章发表一周后，报纸的周末版又给出了一个"我现在怎么样？"的测试：测试中有 10 道题，用来确定"你是一个多称职的女主人（妻子 / 母亲 / 主妇 / 家庭财务预算员）？"对于玩"忙碌"游戏的家庭主妇来说，这些测试说明了规则，相当于孩子们玩游戏时附带的游戏说明手册。这些测试也有助于加速"忙碌"游戏的进展，若不加以制止，它最终可能沦为"州立医院"（State Hospital）游戏（"我最不希望的就是被送进医院"）。

这类夫妇所面临的一个实际困难在于，丈夫往往不是在玩"看看我已经多么努力（挽救婚姻）了"游戏，而是避免个人参与治疗，因为他实际的心烦意乱通常比他愿意承认的还要多。相反，他可能通过对妻子突发暴怒来向治疗师传达一种间接的信息，因为他知道妻子一定会将他的暴怒告诉治疗师。因此，"忙碌"游戏很容易演变成第三级的"生死—离婚"的斗争。精神科医生几乎总是独自一人站在生命这一方，他唯一的帮手是患者那忙碌的成人自我，而在与丈夫的斗争中，患者的父母自我和儿童自我却与丈夫所有的三个自我状态联合起来与患者的成人自我展开殊死搏斗，并导致致命的结局。这是一场以二敌五的戏剧性战斗，挑战着完全脱离游戏、最专业的治疗师的技能。如果他有所畏惧，便可以选择走捷径而退出，然后将患者转交给离婚法庭，这也相当于在说"我投降，你和他决斗吧"。

五 要不是因为你（If It Weren't For You）

命题。第五章已对该游戏进行了详细分析。这是迄今为止继"你为什么不？——是的，可是"游戏之后发现的第二个游戏，在这之前，我们仅认为它是一个有意思的现象。随着对"要不是因为你"（IWFY）的进一步探索，我们发现，一定存在着基于隐蔽式沟通的一整套社交行为集合。这让我们更为积极地对这类情况展开研究，而目前本书的游戏汇编便是其中研究的成果之一。

简言之，一个女人嫁给了一个专横的男人，丈夫以限制女人的行为让她免于陷入令她恐惧的境地。如果这仅是一个简单操作，那么她会在丈夫为自己设限时表达感激。然而，如果在IWFY游戏中，她的回应却截然相反：她趁势来抱怨丈夫给她的各种限制，这让丈夫感到不安，并带给妻子各种获益。其内在社交获益便是这个游戏本身。其外在社交获益是从游戏中衍生的消遣"要不是因为他"，她会和自己志趣相投的女性朋友们玩这种消遣。

六　看我已经多么努力地试过了
（Look How Hard I've Tried）

命题。该游戏常见的临床实践形式是由一对夫妇和一位精神科医师玩的三人游戏。丈夫（通常）会表面上声称要挽救婚姻，而实际上处心积虑地想要离婚，而妻子则更为真诚地希望继续维持这段婚姻。丈夫极不情愿地去看治疗师，滔滔不绝地向妻子摆明他一直在积极配合；治疗中他通常会玩更为温和的"精神病学"或"法庭"游戏。但随着时间的推移，他要么在佯装顺从中表露出越来越多的愤恨之情，要么便在治疗师面前变得好斗而进行激烈的争论。在家里，他最初表现出更多"理解"和克制，但其后来的言行比以往任何时候都要糟糕。在一次、五次或十次（这取决于治疗师的技能）与精神科医生的会谈之后，他便拒绝继续治疗了，转而去打猎或钓鱼。而后，妻子被迫提出离婚。现在丈夫是无可指摘的，因为是妻子先提出的离婚，而他已经通过去看精神科医生证明了自己的诚意。他处在一个非常有利的位置，完全可以对任何律师、法官、朋友或亲戚声称："看我已经多么努力地试过了！"

反命题。这对夫妇一起去看精神科医师。如果其中一方——比如说丈夫——明显在玩这个游戏，另一方（妻子）被迫接受个体治疗，而游戏发起者（丈夫）因为还没准备好，而拒绝接受治疗。他仍然可以离婚，但代价是放弃了他真正努力尝试挽留婚姻的有利地位。如有必要，妻子也可以提出离婚，而且由于她的确努力争取过，所以她的地位便也得到了很大提升。我们最希望的结局是，丈夫的游戏破灭，他进入一种绝望状态，然后怀着真切的动机另寻他处治疗。

该游戏的日常形式是孩子和父母参与的二人游戏。游戏者的心理地位要么是"我很无助"，要么就是"我没有错"。孩子努力尝试，但因笨拙而搞砸或失败。如果他是"无助"的，父母就必须替他做；如果他"没有错"，父母就没理由惩罚他。这揭示了游戏的重要成分。父母应该查明两个事实：他们当中是谁教会了孩子这个游戏；他们正在做的什么事情让此游戏持续下去。

该游戏一个有趣但有时又险恶的变体是"看看我正多么努力地尝试着啊"，该游戏的激烈程度更高，通常达到第二级或第三级程度。我们可以用一个患有胃溃疡但却努力工作的男人的例子来予以说明。许多患有渐进性疾病的人都会尽力应对这种情况，并可能以正当途径争取家人的帮助。然而，这些情况也可能被用于不可告人的目的。

第一级游戏：一位男子告诉妻子和朋友他患有胃溃疡，也让他们知晓自己还在继续工作。这赢得了他们的钦佩。也许一

人间游戏：人际关系心理学
Games People Play: The Basic Handbook of Transactional Analysis

个身患病痛之人有权进行某种程度的炫耀，以此作为对他的病痛的些许补偿。他没有利用个人的病痛玩"假肢"游戏，这理应得到赞赏，并且由于他继续履行自己的职责，这更应得到一定的奖赏。在这种情况下，对"看看我有多努力地在尝试"最为合乎礼仪的回应是："是的，我们都很钦佩你的坚韧不拔和尽职尽责。"

第二级游戏：一个男子得知自己患有胃溃疡，但向妻子和朋友隐瞒了病情。他一如既往地努力工作并心存忧虑，直到有一天他病倒在工作中。他的妻子得知后，立刻就明白了丈夫所传递的信息："看看我有多努力地尝试着。"现在她应该史无前例地感激他，并为她说过的和做过的所有刻薄之事感到内疚。简言之，现在她应该去爱他，以前丈夫所有打动她的方法都已经失败。不幸的是，对丈夫而言，妻子表现出的爱和关怀更多是出于对他的内疚之情而非源自于爱。在妻子内心深处，她可能会满腹怨恨，因为他在用不公平的手段对付她，还通过隐瞒自己的病情而不公平地利用了她。简而言之，一只钻石手镯是一种比一个穿孔的胃更为诚实的求爱方式。她可以选择把珠宝扔回去，但她不能体面地从丈夫的胃溃疡病痛中摆脱出来。丈夫突如其来的重病更可能让她感到自己被丈夫所困，而不是被真爱征服。

我们通常会在患者首次得知自己患有潜在的渐进性疾病后

立即发觉此游戏。如果他要玩下去，在那一刻，整个游戏计划很可能闪现在他的脑海，通过仔细回顾他的精神科访谈便能发现这点。掩盖在患者的成人自我对自身疾病实际困扰的担忧之下的，是儿童自我状态得知在手里有如此利器时的暗自窃喜。

第三级游戏：该游戏更为险恶的是，由于重病而突然猝不及防的自杀。后来丈夫的胃溃疡恶化为癌症，妻子却全然不知。一天，妻子走进浴室，发现丈夫躺在地上已经死去。从丈夫身上传递出的很清楚的信号是："看看我有多努力地尝试着。"如果类似的事情在同一个女人身上发生了两次，是时候让她知道自己一直在玩的是什么游戏了。

游戏分析

命题：我不能任由他们摆布。

目的：自我辩护。

角色：顽固不化之人、迫害者、权威。

心理动力学：肛门期被动攻击。

示例：（1）给孩子着装；（2）夫妻为离婚而争吵。

社会层面沟通范式：成人自我—成人自我

成人自我："是时候（穿好衣服）（去见精神科医师）了。"

成人自我："好的，我试试吧。"

心理层面沟通范式： 父母自我—儿童自我

父母自我："我会让让你（穿好衣服）（去看精神科医师）。"

儿童自我："你看，这根本不管用。"

行动：（1）建议—抵抗。（2）施压—屈从。（3）赞许—失败。

获益：

（1）内在心理获益——免于因侵犯而带来的内疚。

（2）外在心理获益——逃避家庭责任。

（3）内在社交获益——看看我已经多么努力地试过了。

（4）外在社交获益——看看我已经多么努力地试过了。

（5）生理性获益——挑衅性对话。

（6）存在主义获益——我是无助的（我无可指摘）。

七 亲爱的（Sweetheart）

命题。该游戏出现在婚姻团体治疗的早期阶段，团体中的参与者是心怀戒备的；它也出现在社交场合。怀特先生佯装说一件趣事，对怀特太太进行了含蓄而巧妙的贬损，聊天结束时加上："对吧，亲爱的？"怀特太太往往因两个表面上看起来是成人自我的理由而接受他的贬损：（a）因为这件趣闻本身基本上没有错，而如果她对其中的细节（但这些细节实际上恰是沟通的重点）过于较真，这未免显得迂腐；（b）因为在公共场合公然反对一个称呼自己为"亲爱的"男人是粗暴无礼的。然而，她能接受这些贬损的心理原因是出于她所处的抑郁性心理地位。她之所以嫁给他，正因为她知道这个男人会为她提供这些服务，比如：暴露她的缺点，这样她便可以免于必须亲自揭露出自身的缺点而深感尴尬。小时候她的父母也是这样对待她的。

这是除了"法庭"游戏之外在婚姻团体治疗中最常见的游戏。在该游戏潜在的怨恨暴露之前，局势越是紧张，游戏就越容易曝光，游戏者说出的"亲爱的"就越显得悲愤交加。经过仔细考虑便能看出，该游戏是"帮倒忙"的一个相关游戏，因为一个重要的举动是怀特太太对怀特的怨恨报以含蓄地原谅，而她试图不去察觉出这点。因此，对抗"亲爱的"的游戏方法与对抗"帮倒忙"的游戏方法很相似："你可以讲一些贬损我的趣闻，但请不要叫我'亲爱的'。"这种方法所产生的危险与对抗"帮倒忙"的游戏别无二致。还有一种更复杂而危险性更小的对抗该游戏的方法，其回应是："是的，亲爱的！"

另一种形式是，妻子没有接受丈夫的贬损，而是以与"亲爱的"相似的方式讲了讲丈夫的趣闻，实际上她是在说，"亲爱的，你的脸也很脏（也不光彩）。"

有时候在游戏中不会真正说出亲昵的话，但是细心的听者即使是默不作声也依然能觉察出来。这便是沉默型"亲爱的"游戏。

参考文献

[1] Bateson G., et al. Toward a Theory of Schizophrenia. *Behavioral Science*. 1956, (1): 251–264.

第八章　聚会游戏

　　聚会是消遣的主要场所，消遣是聚会的主要方式（还包括团体会面正式开始前的一段时间），但随着人们逐渐相熟，游戏便应运而生。帮倒忙与深受其害者会彼此相识，如同"德高望重的老爷子"（Big Daddy）和"可怜弱小的我（Little Old Me）"也会邂逅一样。所有大家熟知却被忽视的角色选择就悄无声息地开始了。本章将探讨一般社交情景中的四种典型游戏："这难道不糟糕吗？""吹毛求疵""帮倒忙"和"你为什么不——是的，可是"。

一　这难道不糟糕吗？（Ain't It Awful）

　　命题。此类游戏有四种重要的形式：父母自我消遣、成人自我消遣、儿童自我消遣和游戏。这些消遣形式没有什么结果或回报，却会令游戏者产生诸多不适的情感体验。

1. "现如今"（Nowadays）是指一种自命不凡的、惩罚性的或恶毒的父母自我的消遣。一些尽管收入不高却能保持经济独立的中年妇女常常玩这种社交游戏。有这样一位女士，她在简短的开场白后便退出了团体治疗。不像在她所惯常的社交圈子里，人们会热切回应，这里却对她置之不理。怀特（这位女士）说："谈起信任的缺失，这也难怪，现如今你不会再相信任何人了！有次我翻看了一位房客桌子里的东西，你们绝不会相信我发现了什么。"在这个深谙游戏门道的更加成熟世故的团体中，人们显然不会与她亲密相处。她（怀特）通晓当今大部分社区问题的答案：少年犯罪（现如今的父母对孩子过于仁慈）、离婚（现如今的妻子们无所事事）、犯罪（现如今外国人正搬入白人居住区）、物价上涨（现如今的商人太贪婪）。她会明确表示，无论对她失足的儿子还是有犯罪倾向的房客，她都绝不会心慈手软。

"现如今"的口号是"这也难怪"（It's no wonder），这使它与闲言碎语截然不同。两者的开场白可能相似（如"他们都会谈及某个人"），但在"现如今"的话语中既有明确所指，也有最后收场；还可能加以进一步的"解释"。而一般的流言蜚语仅是泛泛而谈或者不了了之了。

2. "破残的皮肤"（Broken Skin）则是更仁慈一些的成人自

我消遣，其口号是"这真可怜！"不过其潜在的动机同样显得病态。"破残的皮肤"主要涉及流血；这基本上是一种非正式的临床座谈会。任何人都有资格提出一个案例，案例越可怕越好，人们也会热切地考虑相关细节。掌掴、腹部手术和难产都是公认的话题。在这里，它与闲言碎语的区别在于分享案例的竞争因素和外科手术的复杂性。我们对病理解剖、诊断、预后和对照病例进行了系统的研究。流言蜚语能够认可一个良好的预后，但是在"残破的皮肤"游戏中，一个始终充满希望的前景——除非这种前景明显不真实——可能会促使全权证书审查委员会① 召开秘密会议，因为他们发现这个游戏者不愿意参与犯罪。

　　3. "同事闲扯"（Water Cooler）或"咖啡休息时间"（Coffee Break）是儿童自我状态下的消遣，其口号是"看看他们正在对我们做什么"。这是"这难道不糟糕吗"在机构组织的一种游戏变体。天黑以后人们能以一种更温和的形式来探讨政治或经济问题，称为"酒吧高脚凳"（Bar Stool）游戏。它实际上是一种三人游戏，手握王牌的人经常是被消遣者们看作影子一般的"他们"。

---

① 　全权证书委员会：由九个成员组成，成员由大会每届会议按主席的提议任命。委员会向大会报告各国代表的全权证书事宜。每届会议由大会任命全权证书委员会，委员会代表的全权证书向大会提出报告。这里是一种类比的说法。——译者注

4. 作为一种游戏，"这难道不糟糕吗"在手术成瘾者中找到了最戏剧性的表达，他们之间的沟通正说明了这一特点。这些人是指对医生进行消费的群体，他们即使遭到医生的合理拒绝，也依然寻求手术。而住院和手术经验本身就可带来获益。内在心理获益来自于让身体残缺；外在心理获益在于，除了完全屈服于外科医生的手术，还能回避其他所有亲密以及推卸所有责任。其典型的生理性获益是得到护理。其内在社交获益来自医护人员和其他患者。患者出院后，外在社交获益可以通过激起别人的同情和敬畏而获得。该游戏的极端形式来自于职业游戏者，也就是欺诈团体或决意要惹麻烦的人以及医疗事故索赔人，他们这些人可能通过蓄意或寻机将自己致残以谋生。这样，他们不仅像业余游戏者那样需要博得同情，还索要赔偿。当游戏者公开表示痛苦却因能从不幸中获得满足而暗自高兴时，"这难道不糟糕吗"就演变成一种游戏。

一般来说，遭受不幸的人可以分为以下三种类型。

1. 第一类人，其遭遇出自不经意的疏忽大意，并非自己所愿。这些人可能会，也可能不会博取怀有恻隐之心的人的同情。有时这样得到他人的同情是极为自然的，对这类人可以用一般的礼貌予以对待。

2. 第二类人，遭受痛苦虽非本意，但因有机会能博取他人同情而欣然接受自己的不幸。在这里，这个游戏是事后之举，属于弗洛伊德理论的"二级获益"。

3.第三类人，那些主动寻求痛苦的人，就像手术成瘾者那样，一个接一个地看外科医生，直到有人愿意为其做手术。在这里，游戏是其首要考虑的因素。

二 吹毛求疵（Blemish）

命题。这个游戏是日常生活中大部分琐碎纠纷的主要来源；它源自抑郁的儿童自我状态的心理地位"我不好"，后来游戏者出于自我保护，从该心理地位转化为父母自我的心理地位"他们不好"。那么，游戏者接下来的沟通问题便在于帮助他证明了"他们不好"这一论点。因此，玩"吹毛求疵"的游戏者除非发现对方的缺陷，否则便无法与新相识之人共处。该游戏最激烈的形式是由"独裁主义者"玩的极权主义政治游戏，它可能产生严重的历史影响。这里，它与"现如今"游戏的密切关系是显而易见的。郊区社会阶层的人们可以通过玩"我怎么样？"的游戏来获得积极的肯定，而"吹毛求疵"为游戏者带来的则是消极的保证。对该游戏的部分分析会将其某些成分更为清晰地展现出来。

游戏者吹毛求疵的内容小至最琐碎和最无关紧要的（"去

年款式的帽子"），大至最愤世嫉俗的（"银行卡里的存款还不到 7000 美元"）、最险恶的（"不是百分之百的雅利安人"）、最深奥的［"还未读过里尔克（Rilke）的书"］、最私密的（"他不能保持勃起"）或最世故的（"他在试图证明什么？"）游戏。从心理动力学理论上讲，该游戏通常是基于性的不安全感，其目的是寻得安心。在沟通分析中，会出现窥探、病态的好奇心或警惕性，有时也用父母自我或成人自我的关心善意地掩盖儿童自我的喜好。其内在心理获益是规避抑郁感，外在心理获益是回避可能会暴露出游戏者（怀特）自身缺陷的亲密接触。怀特感觉有足够理由拒绝一个着装不时髦的女人、一个没有经济实力的男人、一个非雅利安人、一个文盲、一个性无能的男人或一个缺乏安全感的人。同时，窥探会促进一些能产生生理性获益的内在社交行为的出现。而外在社交获益来源于"这难道不糟糕吗"游戏的接近类型。

另外一个有意思的现象是，怀特对他挑剔内容的选择与他的智商或表面的成熟度并不相关。因此，一位曾在外交部门身居要职的人会对他的听众说，另一个国家地位较低，因为除去其他方面不讲，单就这个国家的男士所穿夹克衫的袖子过长，便能得出此结论。这个人在成人自我状态下十分有能力。只有在玩"吹毛求疵"这样的父母自我的游戏时，他所提及的内容才会如此不当。

三 帮倒忙（Schlemiel）

命题。"帮倒忙"（"Schlemiel"）并不是指沙米索[①]小说（Chamisso）中的主人公，一个没有影子的人，而是一个流行的意第绪语用词，接近于德语和荷兰语中的狡猾。"帮倒忙"游戏的受害者，有点像保罗·德·科克（Paul de Kock）笔下的"好心人"，通俗地说就是倒霉鬼。"帮倒忙"游戏的典型行动如下：

1W（W代表怀特）：怀特不小心把一杯威士忌酒撒到了聚会女主人的晚礼服上。

1B（B代表布莱克）：布莱克（聚会男主人）最初的反应是愤怒，但他感觉到（通常只是模糊地）如果他表现出愤怒，怀特就赢了。因此，布莱克克制住自己，这让他产生了一种自己获胜的错觉。

2W：怀特道了歉

2B：布莱克喃喃自语或大声表示原谅，这更强化了他获胜的错觉。

[①] 阿德尔伯特·冯·沙米索（Adelbert von Chamisso，1781–1838），是德国最重要的浪漫派作家之一，《彼得·施莱米尔的神奇故事》是他最知名的作品，与《浮士德》有相似之处。此书又被译为《出卖影子的人》，乃是基于民间故事改编。主人公在魔鬼的唆使下用影子换来了金子，却造成了严重的后果。——译者注

3W：然后，怀特继续给布莱克制造其他麻烦。他不小心打碎东西，弄洒了酒杯，把现场弄得乱七八糟。在不小心用香烟烧到了桌布、用椅子腿刺穿花边窗帘，以及把肉汁洒到地毯上之后，怀特的儿童自我变得很兴奋，因为他在执行所有这些破坏时自得其乐，他所有的过失都得到了原谅，而布莱克则表现出了令人欣慰的自我克制。因此，他们两人都能从这一不幸的状况获益，布莱克也不必急于终止二人的友谊。

和大多数游戏一样，谁先做出行动，谁就会获胜。如果布莱克表示愤怒，怀特会觉得自己有足够理由怨恨对方并予以反击。如果布莱克克制住自己的怒火，怀特就会伺机继续享受他玩的游戏。然而，该游戏真正的回报不是破坏行为带来的快乐，这对怀特而言，仅仅是额外收益，真正的回报在于他获得宽恕的事实。明白此点，我们便能直接知道如何对抗该游戏了 [该游戏和接下来要讲的游戏（YDYB）所给出的例子，都可见于先前笔者所提到的《沟通分析心理治疗》一书]。

反命题。对抗"帮倒忙"游戏的方法是拒绝给对方想要的原谅。在怀特说了"对不起"之后，布莱克不再喃喃地说"没关系"，而是义正词严讲道，"今晚你可以让我的妻子难堪，毁坏家具，弄脏地毯，但请不要说'对不起'。"这里，布莱克从宽容的父母自我转变为客观的成人自我，从一开始就为邀请怀特参加聚会的事实承担全部责任。

怀特玩此游戏的激烈程度将从他的反应中体现出来，其反应可能相当冲动。一个对抗"帮倒忙"游戏的人会冒着遭到报复，或至少是和别人结怨的风险。

儿童所玩的"帮倒忙"游戏还未发展成型，主要表现为他们并不总是能成功获得宽恕，但至少能从制造麻烦中得到快乐；然而，当他们学会惬意自如地为人处世后，他们就能日益圆滑地从礼貌而成熟的社交圈子中获得他人的原谅，而这正是他们所玩游戏的最主要的目的。

游戏分析

命题：就算我捣乱也仍然能获得原谅。

目的：宽恕。

角色：冒犯者、受害者（通俗来说就是，帮倒忙和倒霉蛋）。

心理动力学：肛门期攻击。

示例：（1）把一切弄乱的搞破坏的孩子。（2）笨手笨脚的客人。

社会层面沟通范式：成人自我—成人自我

成人自我："既然我这么有礼貌，你也必须要礼貌相待。"

成人自我："好的，我原谅你。"

心理层面沟通范式：儿童自我—父母自我

儿童自我："你必须原谅我，因为这些都是偶然事件。"

父母自我："你说得对。我得让你知道什么叫懂礼貌。"

行动伎俩：（1）激惹—怨恨。（2）道歉—原谅。

获益：

（1）内在心理获益——捣乱带来的快感。

（2）外在心理获益——逃避惩罚。

（3）内在社交获益——"帮倒忙"。

（4）外在社交获益——"帮倒忙"。

（5）生理性获益——挑衅的和温和的安抚。

（6）存在主义获益——我是无可指摘的。

四　你为什么不——是的，可是
（Why Don't You—Yes But）

命题。"你为什么不——是的，可是"（Why Don't You—Yes But，YDYB）在游戏分析中占有特殊的地位，因为正是从该游戏中我们得出了游戏这一概念。它是第一个从社交情境中被剖析出来的游戏。因为它是游戏分析中最原始的话题，所以我们对它的理解最为透彻。不仅如此，它也是在任何形式的聚会和团体包括心理团体治疗在内的最常见的游戏。以下示例将用于说明该游戏的主要特征：

怀特："我丈夫总是坚持自己来给家里修修补补，但他从没修好过什么。"

布莱克："那他为什么不去学一下木工课呢？"

怀特："是的，可是他没有时间。"

布鲁："你为什么不给他买些好用的工具？"

怀特："是的，可是他不知道怎么用啊。"

瑞德："你为什么不请个木匠来做这些事情呢？

怀特："是的，可是那样花销太大了。"

布朗："你为什么不就这样接受他本来做事的方式呢？"

怀特："是的，可是如果这样的话，总有一天他修理的整栋房子都可能塌下来。"

这种对话之后通常会出现沉默。格林最终打破了这种僵局，她可能会这样说："那他就是适合你的男人啊，男人总是试图炫耀他们有多能干。"

玩 YDYB 游戏的人数不限。游戏主角提起一个问题。其他人开始依次提出解决方法，每个人都以"你为什么不……"作为开头，而怀特对每个人的回应都用"是的，可是……"来予以拒绝。一个厉害的游戏者可以无限地与其他人对抗下去，直到所有人都拱手投降，这样怀特就获得了最终胜利。在许多情况下，她可能不得不同时挑战十多个建议才能换来对方垂头丧气的沉默，这将意味着她在游戏中赢了别人，并为下一场游戏开辟出空间，如上述示例中提到的格林，转而玩起有关失职丈夫的"家长会"（PTA）。

除了极少数例外，他们所提供的这些解决方案都一一遭到了拒绝。很明显，这个游戏一定具有某种隐蔽的目的。玩YDYB游戏的人并非出于表面的目的（成人自我状态下寻求信息或解决方案），而是为了让儿童自我获得安心和满意感。仅从对话的文字来看，游戏者似乎处于成人自我状态，但在真实情况下，我们可以觉察出，怀特实则呈现出一个无计可施的儿童自我状态；于是，其他人转变到睿智英明的父母自我状态，为让怀特获益而渴望分享自己的智慧。

图 8-1 展现了整个游戏过程。游戏可以持续进行，是因为在社会层面上，游戏的沟通刺激和回应都是"成人自我—成人自我"，而在心理层面上，二者的沟通也是互补的，即父母自我向儿童自我产生刺激（"你为什么不……"），引起儿童自我对父母自我的回应（"是的，可是……"）。在心理层面上，沟通对双方而言一般是无意识的，但一个机敏的观察者可以从游戏者的姿势、肌肉张力、声音和使用言语的变化中敏锐地察觉出自我状态之间的转变（怀特是从成人自我转向"无计可施"的儿童自我，而其他人则是从成人自我转向

"睿智英明"的父母自我）。

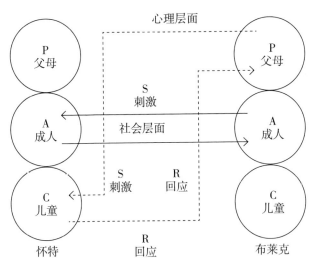

图 8-1 YDYB 沟通示意图

为了说明游戏内涵，有必要继续在以上所给示例的基础上，看看接下来发生了什么。

治疗师："有没有人提出的建议是你自己从未想到过的呢？"

怀特："没有。事实上，我几乎都尝试过了她们建议的所有方法。我真的给丈夫买过一些工具，他也的的确确上过木工课。"

怀特在这里说明了不能从表面上接受她们建议的两个原因。首先，在绝大多数情况下，怀特和公司里的其他人一样聪明，别人能想到的任何解决方案，她自己也能想到。如果有人提出了一个她从未想到过的方案，倘若怀特能公平地玩游戏，她就会感激地接受此建议；也就是说，如果在场任何人提出一个匠心独具的想法足以刺激她的成人自我，那她"无计可施"的儿童自我就会让位。但是习惯玩 YDYB 游戏的人，就像上面的怀特那样，基本不会公平地玩这个游戏。其次，过于欣然接受建议会让人怀疑 YDYB 游戏背后是否隐藏着一个潜在的"愚蠢"游戏。

我们给出这个例子过于戏剧化，但它清楚地说明了第二点。即使怀特实际已经尝试过别人提出的一些解决方案，她仍然会予以拒绝。本游戏的目的不在于得到建议，而在于拒绝建议。

几乎所有人都会在适当场合下玩此游戏，因为该游戏具有将时间结构化的功能。然而在对这些特别青睐此游戏的人进行仔细研究后，我们会发现几个有趣的特征。首先，其特点是游戏者们能够而且都会同样容易地扮演游戏的任一角色。这种游戏角色的转换能力是所有游戏的共通之处。游戏者可能习惯性地更喜欢玩其中某一个角色，但他们能够进行角色转换，如果出于某种暗示的原因，他们也愿意在同一游戏中扮演任何其他角色（例如，在"酒鬼"游戏中从酒鬼角色转换到拯救者角色）。

其次，在临床实践中，我们发现热衷于玩 YDYB 游戏的人属于那种最终要求催眠或用某种催眠性药物注射作为加速其治疗的那类患者。在玩这个游戏时，他们对建议的拒绝表明没人能提出令他们可以信服的建议——也就是说，他们永远不会屈服；然而，面对治疗师，他们要求治疗师能提出一个使他们彻底信服的程序方案。所以很明显，YDYB 代表了一种社会解决方案，来解决有关屈服与否的冲突。

更具体来说，这个游戏在畏惧尴尬的人中很常见，如下面治疗中的交流所示：

治疗师："如果你知道'你为什么不——是的，可是'游戏是个骗局，那你为什么还要玩这个游戏呢？"

怀特："如果我在和某人交谈，我必须不断地想出自己要说的话。否则我就会很尴尬。除非是在黑暗中大家彼此看不清，否则我完全不能忍受这种没人说话的间歇时间。我知道是这个原因，我丈夫也知道。他总是这样告诉我。"

治疗师："你的意思是，如果你的成人自我没有忙碌起来，你的儿童自我就会趁机冒出，然后让你感觉很尴尬？"

怀特："就是这样。所以，如果我能一直不断地给别人提建议，或者让对方给我提建议，那么我就没事了，我就是安全的。只要我能让我的成人自我处于主动位置，我就能推迟产生窘态的时间。"

怀特在这里清楚地表明，她害怕非结构化的时间。只要她的成人自我状态在社交场合能保持忙碌，她就能禁止儿童自我出现，而游戏恰好为成人自我发挥功能提供了合适的结构。不过这个游戏要有适当的动机，这样才能保持她对游戏的兴趣。她对 YDYB 的选择受到了经济原理的影响：此游戏能够促进儿童自我在物质被动方面的冲突提供最大化的内在获益和外在获益。她既能以同样的热情扮演一个不愿受支配的精明的儿童自我，也能扮演一个贤明般的父母自我来支配他人的儿童自我，但最终失败。因为 YDYB 游戏的基本原则是不接受任何建议，所以父母自我永远都不会成功。该游戏的口号是："不要惊慌失措，父母自我永远不会成功。"

总而言之，对怀特来说游戏的每一个行动伎俩都很有趣，并且每次都会因拒绝他人的建议而给怀特带来一丝愉悦之感，可是游戏真正的回报是，在其他所有人绞尽脑汁疲于去想还有什么可让她接受的解决方案时随之而来的沉默或被掩饰的沉默。这对怀特和其他所有人而言，都意味着怀特赢得了最后胜利，因为她证明了别人都不够足智多谋。如果这个沉默没被掩盖，它可能会持续几分钟。在以上示例中，格林缩短了怀特那短暂的胜利时光，因为她渴望开始一个自己的游戏，而这正可以避免参与怀特的游戏。在随后的聊天中，怀特则会因为格林缩短了她的荣耀时间而对格林心怀不满。

YDYB 另一个奇怪的特征是，其外在形式和内在形式都完全相同，只是角色恰好相反。在该游戏的外在形式中，从临床实践中我们发现，怀特的儿童自我在一个多人游戏中扮演了一个束手无策的寻求帮助者。游戏的内在形式，是怀特和丈夫在家里进行的更亲密的双人游戏，她的父母自我突显出来，扮演一位睿智而能干的建议提供者。然而，这种角色反转通常居于次位，因为在求爱过程中，怀特扮演的是无助的儿童自我，只有在蜜月结束后，她那专横的父母自我才开始崭露头角。随着婚礼的临近，怀特可能会转换角色，但她的未婚夫因急于与精心挑选的新娘结婚而忽略这些变化。如果他没有忽视这些角色转变，婚约可能因为某些"正当的理由"而取消，而此时的怀特虽然更为悲伤，但对事情原委依旧浑然不知，并且会重新另寻合适的伴侣。

反命题。很明显，那些对怀特的第一个举动，即对她的"问题"做出回应的人，是在玩"我只是想帮助你"（I'm Only Trying to Help You，ITHY）的游戏。事实上，YDYB 与 ITHY 恰恰相反。在 ITHY 中，一位"治疗师"面对多位客户；在 YDYB 中，一位客户面对多位"治疗师"。因此，在临床工作中，对抗 YDYB 游戏的方法就是根本不去玩 ITHY 游戏。如果游戏的开场白是："如果……你会怎样做？"（What do you do if …，WYDI），建议治疗师对此这样回应："这是一个难题，你打算怎么做呢？"如果游戏开场是："某某问题并没有解决"，那对此回应是"那太糟糕了"。这两种回答都很客套，也让怀特无所适从，或者至少促发交错沟通，这样怀特就会表现出明显的沮丧感，然后治疗师就可与他对此进行探究了。在治疗团体中，对于敏感的患者来说，在有人邀请玩 YDYB 时一个好的做法是避免卷入 ITHY 游戏。那么不仅怀特，包括团体内其他成员也可以从 YDYB 的对抗游戏中学有所得，而这只是对抗ITHY 游戏的另一面。

在社交情境中，如果该游戏友好而无害，我们便无理由不去参与。如果游戏者试图利用咨询师的专业知识，就有必要采取对抗游戏的行动；只是在这种情况下，对抗游戏将暴露出怀特的儿童自我，以此引发怨恨。在这种情况下，最好的策略是从游戏开场中逃离，并寻找更具刺激性的游戏玩，如第一级"骚扰"。

相关游戏。YDYB 必须与它的对立游戏"你为什么说——不，可是"（YDNB）区分开来。因为在该游戏中，父母自我总会获胜，而防御性的儿童自我最终在混乱中退场，尽管单纯从脚本看是真实而理智的，且是两个成人自我之间在理性对话。YDNB 与"此外"游戏关系密切。

YDYB 的对抗游戏起初与"农民"（Peasant）游戏类似。在此怀特诱导治疗师为她提建议，而且她会马上接受这些建议，而非拒绝。只有当治疗师深陷其中时，他才意识到怀特正在对付他。看起来像以"农民"游戏开始的对抗游戏，最终以智力上的"骚扰"游戏收场。这一游戏过程的经典版本是，在正统精神分析中出现了从积极移情到消极移情的转换。

YDYB 也可能以第二级游戏的激烈形式来玩，如"帮我做点什么"。例如，怀特拒绝做家务，每天晚上丈夫回家后都会玩一场 YDYB 游戏。但不管丈夫说什么，她都闷闷不乐地拒绝改变自己的行为方式。在某些情况下，怀特的这种闷闷不乐甚至可能怀有恶意，需要接受仔细的精神评估。然而，我们也必须对其中游戏的一面加以考虑，因为它会提出这样一些问题，例如丈夫为何会选择这样一位妻子，以及他如何努力维持这种夫妻关系。

游戏分析

命题：看看你能否提出一个我挑不出毛病的解决方案。

目的：获得安心。

角色：无助者、建议者。

心理动力学：关于屈从与否的冲突（口腔期冲突）。

示例：（1）是的，我现在还不能做家庭作业，因为……（2）

无助的妻子。

社会层面沟通范式：成人自我—成人自我

成人自我："如果……你会怎么办。"

成人自我："你为什么不……"

成人自我："是的，可是……"

心理层面沟通范式：父母自我—儿童自我。

儿童自我："我会让你感激我对你的帮助。"

儿童自我："你去试试吧。咱们走着瞧。"

行动伎俩：（1）问题—解决。（2）拒绝—解决。（3）拒绝—窘迫。

获益：

（1）内在心理获益——保证。

（2）外在心理获益——避免屈服。

（3）内在社交获益——YDYB，父母自我的角色。

（4）外部社交获益——YDYB，儿童自我的角色。

（5）生理获益——理性讨论

（6）存在主义获益——每个人都想支配我。

参考文献

[1] Adelbert von Chamisso. *Peter Schlemihl*. Philadelphia: David McKay & Company, 1929.

[2] Paul de Kock，这位十九世纪的剧作家和小说家最受欢迎的作品之一是《好性情之人》（*A Good-Natured Fellow*），讲述的是一个付出太多的人的故事。

第九章　压抑冲动游戏

　　有些游戏是用来帮助游戏者利用或压抑性冲动的。事实上，这些游戏都是对性本能的扭曲，其中人们的满足感不再来自性行为本身，而来自构成游戏回报的关键性沟通。我们并非总能令人信服地证明此点，因为这类游戏通常是在私密状态下进行的，因此，我们仅能间接获得有关这类游戏的临床资料，而且很难评估信息提供者是否带有偏见。例如，同性恋的精神病学概念便存在严重的理解偏颇，因为更激进而成功的"游戏者"并不经常接受精神病治疗，而我们可以采用的材料大部分来自他们当中更为被动的一方。

　　这些压抑冲动游戏包括："你和他决斗吧""性扭曲""骚扰"和"吵闹"。在大多数情况下，游戏主角是一名女性。这是因为，男性作为游戏主角的形式更为激烈的游戏，实则更濒临犯罪，甚至构成犯罪行径，所以更适合归于地下游戏一章。

另一方面，压抑冲动游戏和婚姻游戏会有所重叠，但这里所描述的游戏对未婚人群和已婚夫妇均可适用。

一 你和他决斗吧（Let's You And Him Fight）

命题。这可能是一种策略、一种仪式或一种游戏。对于任何一种情况，游戏主角在本质上都带有女性化的心理。"你和他决斗吧"（Let's You And Him Fight，LYAHF）游戏的戏剧性特质，使它构成了世界上大量文学作品的基础，无论该作品是卓尔不凡还是平庸拙劣。

1. 作为一种策略，这个游戏富有浪漫色彩。一名女子使用伎俩怂恿或激怒两个男人为她展开决斗，并暗示或承诺她会对胜利者以身相许。决斗结束后，她会履行自己的诺言。这是一种诚实的沟通，我们假设她和她的伴侣从此幸福地生活在一起。

2. 作为一种仪式，这个游戏往往具有悲剧性。根据习俗，两个男人要为她而决斗，即使她并不想他们这样做或者她已心有所属也无济于事。倘若她不爱的男人获胜，她也不得不接受他。在这种情况下，建立 LYAHF 游戏的是社会，而非她本人。倘若她能心甘情愿接受这个结局，此沟通便是诚实的。但如果她勉为其难或大失所望，最终结果很可能为她提供了很大空间去玩其他游戏，比如"让我们来骗骗乔伊吧"。

3. 作为一种游戏，它颇具滑稽色彩。这名女子发起了这场比拼，但当这两个男人为之殊死搏斗之时，她反而和第三名男子私奔了。对她和她的同伴来说，该游戏给其带来的内在和外在心理获益源于这样一种心理地位，即："诚实竞争都是白痴们的游戏"。他们所经历的这个喜剧故事便构成了该游戏内在和外在社交获益的基础。

二　性扭曲（Perversion）

命题。像恋物癖、施虐癖和受虐癖这样的异性恋性扭曲是一个处于混乱状态的儿童自我所表现的症状，并应对其进行相应治疗。然而，对于真实性交情境中所展示的性扭曲的沟通方式，则可通过游戏分析进行处理。游戏分析可能会对患者的社交行为有所控制，因此即便他们反常的性冲动并未改变，但仍会抑制其实际的放纵行为。

患有轻度施虐癖或存在受虐癖扭曲的人往往持有一种原始的"精神健康"的心理地位。他们感觉自己性欲强烈，长期禁欲会导致严重后果。这两个结论不一定都正确，但正是这些结论构成了"假肢"游戏的基础，他们会辩解："对我这样有强烈性欲的人，你还有什么指望呢？"

　　反命题。对抗该游戏的方式是，游戏者要对自己和伴侣示以通常意义的尊重和礼貌；也就是说，要克制对人实施言语或身体上的攻击，而让自己采取更为传统的性交方式。如果怀特是一个名副其实的性扭曲者，这种做法将暴露出该游戏的第二个元素，即通常在他的梦境中清晰表达的元素：真正令他满足的是毫无羞耻的前置。他可能不愿意承认这一事实。但当他抱怨："劳累了这么一番，可之后我还得继续"时，这一点便暴露无遗了。此时他的这种心理地位更有利于进行特定的心理治疗，许多恳求和推诿都于事无补。这种情况更适用于实践中一般的"性扭曲精神病患者"，而不适于恶性精神分裂症式或构成犯罪事实的性扭曲，也不适于那些将性行为局限在幻想中的人。

　　在许多国家，"同性恋"游戏俨然已发展为一种亚文化，就如它在其他某些国家已演化成仪式化行为。由于同性恋行为被转化成了一种游戏，很多由同性恋导致的残障问题均源于此。挑衅性行为催生出了一些游戏，例如"警察和强盗""为什么这总发生在我们身上""这就是我们所生活的社会""所有伟大的男人都是如此"等诸如此类的游戏。这种挑拨行为通常可以得到社会控制，并能将这些残障问题降至最低限度。"职业同性恋患者"浪费了大量的时间和精力，而这些时间和精力本可以服务于其他更有益的目的。对"职业同性恋患者"的游戏进行分析能帮助其建立一个平静的家庭，从而使他自由地享受社会所提供的利益，而非耗尽精力去玩自己游戏的一种变体，如"这难道不糟糕吗！"

三 骚扰（Rapo）

命题。这是一个男人和一个女人之间玩的游戏，可以较为委婉地或至少更温和地称之为"置之不理"（Kiss off）或"愤慨"（Indignation）。这类游戏的激烈程度可分为不同级别。

1. 第一级"骚扰"或"置之不理"游戏，在社交聚会中很流行，它基本上由温和的调情所构成。怀特向一个男子发出信号表示他可以来追求她，并享受着被这名男子追求的乐趣。可一旦该男子向怀特做出了承诺，这个游戏就到此而止了。如果怀特较为有礼貌，她可能会非常坦率地说："我很欣赏你对我的恭维，非常感谢。"然后转而继续征服别的男人。如果怀特不够大气，她就可能溜之大吉。一位老练的游戏者可以在大型的社交聚会里频繁走动，从而将这个游戏持续很长一段时间，因此这些男人不得不以更成熟复杂的手段，以便在不太明显的情况下追随她。

2. 第二级"骚扰"游戏也叫作"愤慨"。怀特仅从布莱克的进一步追求中获得次级满足感。她的满足主要出于对他的拒绝，所以这个游戏也俗称为"滚开，小子。"她诱使布莱克对她做出更为严肃的承诺，而非第一级"骚扰"游戏只是温和的调情，并且她喜欢看到布莱克被她拒绝时的尴尬不安。当然，布莱克也并不像他看上去那么无助，他可能因为深陷其中而已经耗费了太多精力。他通常是在玩"踢我吧"游戏的某种变体。

3.第三级的"骚扰"是一种恶毒的游戏，以谋杀、自杀或法庭定罪收场。在这种情形中，怀特引诱布莱克与她有了一定的身体接触，然后声称她布莱克强奸了她或给她带来了不可挽回的伤害。在最过河拆桥的形式中，怀特实际上可能允许布莱克与她发生性行为，这样她就能在对抗布莱克之前获得愉悦。这种对峙可能立即发生，如怀特叫嚣布莱克的非法强奸；也可能长期拖延后才出现，如和他长时间维持不正当暧昧关系后实施自杀或谋杀。如果她决意控告布莱克违法强奸，可能并不难找到唯利是图或怀有病态兴趣的盟友，然而，有时这些局外人可能会转而对她冷嘲热讽地攻击，从而她便丧失了主动权，最后沦为他们游戏中的工具。

在某些情况下，这些局外人会履行一种不同的职能。他们会强迫不情愿的怀特继续此游戏，这是因为他们想玩"你和他决斗吧"的游戏。他们将怀特置于这样一种处境，以至于为保住颜面或名誉，怀特不得不哭喊着声称她被强奸了。这尤其容易发生在未成年的女孩身上；她们可能很愿意继续维持这种关系，但因为被人揭露或产生了问题，被迫把这种浪漫关系转变成第三级的"骚扰"游戏。

有这样一个众所周知的例子，谨慎的约瑟夫（Joseph）谨防波提法（Potiphar）之妻的诱惑，拒绝玩"骚扰"游戏，于是她便经典地转而玩"你和他决斗吧"。这是一个绝好的例子，展示出了一位强硬的游戏者是如何应付对抗游戏的，也很好地展现了那些拒绝玩游戏的被困之人将面临怎样的危险。这两个游戏结合便构成了有名的"美人计"游戏，其中怀特勾引布莱克，之后哭诉被强奸，此时她的丈夫出面，并对布莱克恶语相加，从而敲诈勒索。

第三级"骚扰"游戏的最不幸和最严重的形式之一，相对频繁地发生在两个陌生的同性恋之间，他们在一个小时左右的时间内便可能将游戏发展到杀人的地步。报纸上大量耸人听闻的新闻报道都来自该游戏愤世嫉俗的并产生犯罪的变体。

"骚扰"游戏的童年期原型与"性冷淡的女人"游戏的原型如出一辙，其中小女孩诱使小男孩自取其辱或弄脏自己，然后她会对他嗤之以鼻，正如毛姆在《人性的枷锁》中的经典描述，或是前文中提到过的狄更斯《远大前程》的例子。这两位作家的经典描述均属于第二级游戏。更为激烈的且接近第三级的"骚扰"游戏可能在两个强硬的邻居之间上演。

反命题。一个男人能否避免卷入此游戏或者操控该游戏，这取决于他是否有能力区分对方是真实的情感表达，还是只是游戏中采取的伎俩。如果他因此能够对自己的社交行为施加控制，那他就能从"置之不理"游戏的温和调情中获取极大的乐趣。另一方面，很难想出一个安全的方式来对抗波提法之妻的伎俩，除了趁还来得及赶紧溜之大吉，而不留有任何联系方式，应该没有更好的办法。1938 年，笔者在叙利亚的阿勒颇市（Aleppo）遇到一位上年纪的"约瑟"，讲到 32 年前，在君士坦丁堡（Constantinople，即现在的伊斯坦布尔）一次商务访问中他造访了伊尔迪兹后宫（Yildiz harem），结果被一位苏丹女性逼入绝境。他不得不带上所有的积蓄，离自己的商铺而去，之后再也没有回去过。

相关游戏。男性版的"骚扰"游戏在商务场合中声名狼藉："潜规则"（之后她并没有得到她想要的）和"亲密拥抱"（然后她被解雇了）。

游戏分析

以下是针对第三级的"骚扰"所做的游戏分析，因为在第三级游戏中，很多游戏成分能得到更为戏剧化的说明。

目的：恶意报复。

角色：诱惑女郎、色狼。

心理动力学（第三级游戏）：阴茎嫉妒，口唇期攻击。"置之不理"源自生殖器期的心理动力学，而"愤怒"带有浓烈的肛门期元素。

示例：（1）我会告发你的，你这个肮脏的小子！（2）受委屈的女人。

社会层面沟通范式：成人自我—成人自我。

成人自我（男）："我很抱歉，我所做的超过了你的所想。"

成人自我（女）："你已经侵犯了我，那你必须对此承担全部责任。"

心理层面沟通范式：儿童自我—儿童自我。

儿童自我（男）："看我有多么不可抗拒。"

儿童自我（女）："可算让我逮着你了，你这个混蛋！"

行动伎俩：（1）女性：诱惑；男性：抵制诱惑。（2）女性：屈从；男：获胜。（3）女性：对抗；男：崩溃。

获益：

（1）内在心理获益——表达仇恨并投射内疚感。

（2）外在心理获益——回避感情冲动的性亲密。

（3）内在社交获益——"可让我逮着你了，你这个混蛋！"

（4）外在社交获益——"这难道不糟糕吗""法庭""你和他决斗吧。"

（5）生理性获益——性交流和挑衅性交换。

（6）存在主义获益——我是无可指摘的。

四　吵闹（Uproar）

命题。这个游戏的经典形式发生在专横的父亲和十几岁的女儿之间，同时还有一位性压抑的母亲。父亲下班回家后找女儿的碴儿，女儿便会无礼地辩驳；或是女儿首先冒失行事，之后父亲挑她毛病。他们争吵的声音越来越高，冲突越发尖锐。结果取决于谁占有主动权。这有三种可能的结局：（a）父亲冲回自己的房间，砰的一声关上门；（b）女儿冲回自己的房间，砰的一声关上门；（c）两人分别回到各自房间，砰的一声关上门。无论哪种情况，这场"吵闹"游戏结束的标志均是"砰然摔门"。"吵闹"游戏为某些家庭中父亲和青春期女儿之间出现的性问题提供了一个尽管痛苦却有效的解决办法。通常情况下，他们必须通过互相怄气才能生活在同一间房子里，而"砰然摔门"强调了他们每人都有独立房间这一事实。

在问题更多的家庭里，这个游戏可能更加阴险且令人厌恶。每当女儿外出约会，父亲会一直等她回来，而后仔细对她和她的衣物进行检查，确保她没有和别人发生性行为。最轻微的可疑情况都可能引起最激烈的争吵，最后的结果可能是女儿半夜被逐出家门。从长远来看，一切都会顺其自然，女儿迟早会与他人发生性关系——即使不是在那天晚上，也会在第二天，或者是之后的某一天。于是，父亲的怀疑便"合乎情理"，就像他已经向母亲表明的那样，而母亲只能站在一旁静静地看着而"爱莫能助"。

不过，一般来说，任何两个试图避免性亲密的人都可能玩"吵闹"游戏。例如，"性冷淡的女人"游戏的终末阶段通常就是"吵闹"。而这种游戏在青春期男孩及其女性家属之间发生次数相对较少，因为青春期的男孩要比家里其他人更容易在半夜从家中出逃。年龄更小的兄妹或姐弟之间会通过直接的身体打斗来设置两人间有效的障碍，并由此获得部分满足感，这种模式在不同年龄阶段具有不同的动机，这在美国是"吵闹"游戏的一种半仪式化形式，并且得到了电视媒体、教育机构和儿科医学的认可。然而在英国上流社会，该游戏被认为是（或曾被认为是）一种糟糕的形式，于是将人们投入其中的能量引导到运动场上的较为规范的"吵闹"游戏之中。

反命题。此游戏可能并不像父亲想象的那样令人反感，一般是女儿来对抗该游戏，对抗方式是女儿早早步入婚姻，但往往是不成熟的结婚或强迫婚姻。如果在心理层面上具有一定可能性，母亲可以通过放弃相对或绝对性冷淡来做出对抗该游戏的行动。如果父亲从外界找到了释放其性兴趣的第三者，这种游戏也可能会趋于平息，但这会带来其他更复杂的问题。对于已婚夫妇的游戏，对抗"吵闹"游戏的形式与对抗"性冷淡的女人"或"性冷淡的男人"的方式是一样的。

在适当的情况下，"吵闹"游戏会很自然地演化为"法庭"游戏。

第十章 地下游戏

随着"支援人士"在法院、缓刑假释部门和教养所的普及，以及犯罪学家和执法人员变得越来越专业和成熟，相关人士应该意识到监狱内外盛行着的更为常见的地下游戏。这些游戏包括"警察和强盗""你怎样逃离这儿"和"让我们来骗骗乔伊"。

一　警察和强盗（Cops And Robbers）

命题。许多罪犯都是警察仇视者，他们从成功骗过警察中获得的满足感似乎并不亚于他们实现犯罪目标，其所获甚至往往更多。在成人自我状态的层面上，他们的犯罪行为是为了物质回报而玩的游戏，即收获利益；但在儿童自我状态层面上，则是为了一种被追逐的刺激感：犯罪潜逃，逍遥法外。

有趣的是，"警察和强盗"（Cops And Robbers，C&R）游戏的儿童期原型并不是孩子们所玩的同名游戏，而是捉迷藏，其中最本质的游戏成分是被发现时的懊恼失望感。年幼的孩子很容易暴露这一点。如果父亲在捉迷藏中过于轻松地找到了他们，孩子们只会表现出极大的懊恼，没多少游戏乐趣可言。但如果父亲是个高明的游戏者，他便明白该怎么做：他会拖延一会儿，假装找不到，于是小男孩会通过喊叫、丢东西或敲出响声来提示父亲。通过这种方式，他迫使父亲找到了自己，但被发现后仍表现出懊恼的样子；但这一次，他会由于游戏悬念的增加而玩得更开心。如果父亲放弃了寻找他，小男孩通常会感到失望而没有胜利的喜悦。既然捉迷藏玩的就是隐藏的乐趣，显然那不是问题所在。令他失望的是，自己没有被抓住。当轮到父亲躲起来让他找时，父亲知道自己不应该拖延太长时间来欺瞒小男孩，只要藏到足以使游戏变得有趣即可；如果父亲足够聪明，当自己被抓住时，自己也应表现出很懊恼的模样。我们很快就会清楚，捉迷藏中，被找到才是游戏的必要回报。

因此，捉迷藏不仅是一种消遣，还是一种真正意义上的游戏。在社会层面上，这是一场斗智斗勇，且在每位玩家的成人自我都尽最大努力时，游戏才最令人满意；然而，在心理层面上，就如赌博成瘾一般，玩家的成人自我必须认输，他的儿童自我才能获胜。没被抓住其实是该游戏的对抗形式。在大一点儿的孩子中，倘若他藏到一个无法让人找到的地方，那他就是一位差劲的玩家，因为他破坏了这个游戏。这样他已经消除了儿童自我的成分，而把整个游戏转变成为一种成人自我的程序。他再也不能从游戏中获得乐趣了。他和赌场老板或一些职业罪犯别无二致，这些人所做的一切均是为了金钱而非玩此游戏。

惯犯似乎存在两种截然不同的类型：一种以牟利为主，一种以游戏为主，还有很大一部分罪犯则处于两者之间，即这两种目的兼而有之。那些被称为"强迫性赢家"的赚钱大户，他们在儿童自我层面并不想被人抓住，而据报道来看，他们也很少被抓住；对他们来说，总是有解决的办法，所以别人很难触碰到他们。而与之相反的，玩 C&R 游戏的"强迫性输家"，很少有人腰缠万贯。他们当中如有例外，似乎也往往是出于运气，而非他们的犯罪技巧高超；而且从长远来看，即使是那些幸运儿，其最终下场也会如他们的儿童自我所愿，尖叫挣扎地被捕入狱而非高高在上地逍遥法外。

我们在此所讨论的 C&R 游戏者，在某些方面类似于"酒鬼"。他可以将角色在"强盗"和"警察"之间来回转换。有时候他可能在白天扮演父母自我的"警察"，而天黑之后则扮演儿童自我的"强盗"。在许多"强盗"中都存在一个"警察"，而在许多"警察"中也有一个"强盗"。如果罪犯"改过自新"，他也可能扮演"拯救者"角色，成为一名社工或者传教士；但"拯救者"在这个游戏中远不如在"酒鬼"游戏中重要。然而，通常情况下，游戏者的"强盗"角色是他的命运安排，每个游戏者都有自己被逮捕的方式。他可能会让警察历经艰难险阻，也可能轻而易举即被抓获。

这种情况和"赌徒"类似。在社交层面或社会学层面，"职业"赌徒是指以赌博为生活兴趣的人。但在心理学层面上，职业赌徒有两种不同类型。第一类赌徒会把时间花在玩游戏上，即命运赌博，在他们身上，成人自我对胜利的渴望只会被儿童自我对失败的渴求所超越。第二类赌徒是指经营赌场并真正以此谋生的人，他们通过为赌徒提供赌博场所而获得丰厚利润，其本身并不赌博，并尽量避免参与其中，尽管在某些情况下他们也会放纵一下，并享受这个游戏，但这就和一个真正的罪犯偶尔也玩 C&R 的游戏一样，没有实际意义。

这就解释了为何对罪犯的社会学和心理学研究一般都是模棱两可且徒劳无益的：他们所研究的是这两类人，但在一般理论或实证框架中，无法对二者进行有效区分。研究赌徒亦是如此。沟通分析和游戏分析能及时解决这一问题。它们通过在社交层面对"游戏者"和"真正的职业人士"的沟通方式加以区分，以此消除以往研究中的歧义。

现在我们避开这个一般性论题，来考虑几个具体例子。有些窃贼在行窃时，不会加入任何多余行为。"警察和强盗"游戏的窃贼则会通过无缘无故地破坏来留下他们的作案痕迹，比如用分泌物和排泄物糟蹋失主的贵重衣物。然而，据报道，真正的银行劫匪会采取一切可能的预防措施来避免暴力冲突；玩C&R游戏的银行劫匪却只是为了寻找一个借口，以此发泄内心的愤怒。就像任何职业人士一样，一个真正意义上的罪犯希望自己作案时尽可能不留下任何蛛丝马迹。玩C&R游戏的罪犯则被迫在作案过程中发泄不满。据说，真正的职业人士在确保能解决问题之前不会进行任何鲁莽操作；游戏者则愿意赤手空拳地对抗法律。真正的职业罪犯会以自己的方式发觉C&R的游戏所在。如果一个罪犯团伙对该游戏表现出过多兴趣，以至于危及自己的作案，特别是他希望被逮捕的需要开始显现，该团伙将会采取严厉措施，防止再次发生类似情况。也许正是因为真正的职业罪犯从不玩C&R游戏，所以他们很少被逮捕。因此，我们也无法从社会学、心理学和精神病学方面对其进行研究；这种情况同样也适用于赌徒。所以，我们对罪犯和赌徒的大部分临床知识都来自游戏者，而非真正的职业人士。

"盗窃癖"（Kleptomaniacs，与职业扒手完全不同）便证实了C&R这种游戏有多么广泛。或许有很大一部分西方人至少在幻想中玩过C&R游戏，这便是占据大半个世界的西方社会媒体的新闻灵感来源。这种幻想经常表现为对"完美谋杀"的想象，即尽可能激烈地玩此游戏，并且彻底"骗过"警察。

C&R 游戏的变体是"审计师和强盗"，盗用公款者会以相同的规则玩游戏，并能获得相同的回报；走私犯则会玩"海关和强盗"的游戏；还有一个特别有意思的变体，是"法庭"游戏的刑事犯罪变体。尽管相关职业人士会谨小慎微，一丝不苟，但他们偶尔还是会被逮捕，并接受法庭审判。对他而言，"法庭"是一种程序，他会按照法律顾问的指示进行。对律师而言，如果他们是强迫性的赢家，那"法庭"在本质上是一种与陪审团玩的游戏，其目的是赢，而不是输，这被社会上很大一部分人视为一种建设性的游戏。

反命题。这是具备相应资格的犯罪学家而非精神病学家所关心的问题。警察和司法机构并不具有对抗该游戏的特质，而是在社会制定的规则下，在游戏中他们也扮演着相应的角色。

不过，有一点应该强调：犯罪学相关研究人员可能会讽刺某些罪犯竟然享受这个追逐过程，并希望被捕；或者他们也许会读到类似观点，并对此予以尊重和接受。但他们很少会相信这种"学术"因素会在他们"严肃"的研究工作中起到决定性作用。那只出于一个原因——我们没有办法通过心理学研究的标准来揭开此因素的神秘面纱。因此，研究者要么忽略这个关键点，因为他不能使用相关研究工具开展工作，要么改用其他研究工具。事实上，这些研究工具迄今为止还没能成功解决过犯罪学中的任何一个问题。因此，研究人员最好抛弃这些过时的方法，以全新的方式来解决该问题。除非人们不再将C&R游戏视为一个有趣的反常现象，而是将之视为在相当大比例的案件中的核心问题，否则很多犯罪学研究将继续处理琐碎、教条、边缘化甚至不相关的问题 [1]。

游戏分析

命题：看看你是否能抓住我。

目的：获得安心。

角色：强盗、警察（法官）。

心理动力学：阴茎侵入，例如（1）捉迷藏，称呼。（2）犯罪。

社会层面沟通范式：父母自我—儿童自我。

儿童自我："看看你能否抓住我。"

父母自我："抓住你是我的职责。"

心理层面沟通范式：父母自我—儿童自我。

儿童自我："你一定要抓住我。"

父母自我："啊哈，抓住你了。"

行动：

（1）怀特：轻蔑；布莱克：愤怒。

（2）怀特：躲藏；布莱克：沮丧。

（3）怀特：挑衅；布莱克：胜利。

获益：

（1）内在心理获益——对以往过错的物质赔偿。

（2）外在心理获益——对抗恐惧症。

（3）内在社交获益——看看你能否抓住我。

（4）外在社交获益——我差点儿就逃脱了（消遣：他们差点儿就逃脱了）。

（5）生理性获益——声名狼藉。

（6）存在主义获益——我总是失败。

二　你怎样逃离这儿
（How Do You Get Out Of Here）

命题。历史证据表明，那些把时间安排在活动、消遣或游戏中的囚犯活得最好。政治警察显然对此最为清楚，据说他们仅需通过禁止囚犯活动并剥夺其社交活动的权利，便能让一些囚犯崩溃。

独处的囚犯最喜欢的活动是读书或写作，而其最喜欢的消遣是越狱，他们当中不乏一些成功人士，如风流的卡萨诺瓦

（Casanova）和特伦克男爵（Baron Trenck）。①

他们最青睐的游戏就是"你怎么逃离这儿？"[How Do You Get Out of Here? 或称为想逃出去（Want out）]，这个游戏也可能在精神病医院中上演。我们必须将该游戏和与之同名的操作区分开，即"良好行为"（Good Behavior）。真正想获得自由的囚犯（精神病人）会想办法通过遵从规则以便尽早获释。现如今，通过熟练地玩团体治疗型的"精神病学"游戏也能达成这一目标。然而，玩"想逃出去"游戏的囚犯或患者，其儿童自我其实并不想走出去。他们会模仿"良好行为"的做法，但在关键时刻，他们会蓄意破坏令自己无法获得释放。因而在"行为良好"的操作中，父母自我、成人自我和儿童自我会共同合作，以求释放；但在"想逃出去"游戏中，父母自我和成人自我会按照规则行事，但直到关键时刻，儿童自我站出来成了主导，他们实际上对进入外面未知世界的探险感到恐惧，（从而放弃出逃）而使之前的努力功亏一篑。"想逃出去"盛行于20世纪30年代末，它常见于初来乍到的出现精神病问题的德裔移民。他们努力改善病情并恳请出院；但随着出院日期的临近，其精神病症状将会复发。

----

① 卡萨诺瓦（Casanova，1725–1798），意大利传奇冒险家。他曾在1755年因被怀疑参与间谍活动而被捕并入狱五年（虽然没有明确证据），但在一年后，他和其他几名囚犯一同越狱成功。特伦克男爵（Trenck）是普鲁士冒险家，一生中曾多次越狱成功，他的自传也在当时的欧洲风行一时。——译者注

　　反命题。敏锐的管理者能够辨别出"良好行为"和"想逃出去"这两个操作，并可以在执行层面予以应对。然而，刚刚参加团体治疗的患者却经常被骗。一位能干的团体治疗师很清楚，这些是精神病科监狱中最常使用的操作手段，所以他会时刻留心这些罪犯，并在早期阶段就将这些人找出来。既然"良好行为"是一种诚实的操作，就可以用同样诚实的方式予以对待，公开讨论它也没什么坏处。另一方面，如果畏惧（未来）的囚犯想要康复，就需针对"想逃出去"的游戏做出积极应对。

　　相关游戏。与"想逃出去"的操作非常接近的是一个被称为"你必须听我说"（You've Got to Listen）的操作。在这种操作里，一位收容所的囚犯或社会福利机构的客户要求有权抱怨。而这些抱怨的内容往往无关紧要。其主要目的是确保相关机构来听取他的意见。如果管理人员错误地认为这些人希望自己的要求得到机构的处理，并认为这些要求太不合理而对他置之不理，那他们可能会遇到麻烦。如果管理人员满足了他的要求，那他反而会提出更多要求。但若管理人员只是耐心倾听，并充满兴致，那么"你必须听我说"的游戏者就会相当满意，也会变得配合而不再有什么过多要求。管理人员必须学会区分"你必须听我说"和对补救措施所提出的严肃要求[2]。

　　"惩罚不公"（Bum Rap）是另外一种与之类似的游戏。一

173

名真正的罪犯可能叫嚣"惩罚不公"，并以切实的努力来逃离监狱，这种情况只是申请重审案件程序的一部分。然而，把"惩罚不公"当作游戏玩的囚犯并不会有效地利用它来试图出狱，因为如果他真能得逞，他就再也没有什么借口可抱怨了。

三 让我们来骗骗乔伊吧。
（Let's Pull A Fast One On Joey）

命题。这个游戏的原型是"大型商店"（The Big Store）[①]，它是一个顶级诈骗游戏，不过许多小型诈骗甚至包括"美人计"游戏在内都属于"让我们来骗骗乔伊吧"（Fast One On Joey，FOOJY）。除非有人试图犯罪，否则没人能在此游戏中被打败，因为游戏的第一步是由布莱克告诉怀特，愚蠢老实的老好人乔伊正等着被骗呢。如果怀特足够诚实，他要么退出游戏不参与其中，要么去警告乔伊，但实际上他都没做。正当乔伊成功被骗并要为此付出代价时，事情出了状况，怀特发现他之前的努力均付诸东流。还有一种情况，那就是在"美人计"游戏中，正当怀特要给乔伊戴绿帽子时，乔伊不巧闯了进来。怀特本以为他在以自己诚实的方式实行自己的游戏规则，结果却发现他

---

① "大型商店"是一种常见的诈骗手法，骗子通常会将租来的房间装潢为真正存在的营业机构（比如银行），然后吸引顾客上门并骗取钱财。

不得不顺从乔伊的规则来进行游戏，最后他们都很痛苦。

有趣的是，骗子们假定被骗之人（怀特）应该了解FOOJY游戏规则，并且会遵从这些规则。对于骗子团伙而言，他们应该会预料到即将面临的一个蓄意策划的风险：怀特突然如实揭发了他们的欺诈行径；但他们并不会抓住怀特的把柄不放而与之作对，实际上，他们甚至允许怀特在一定程度上向警察撒谎，以保全自己的颜面。但是如果怀特太过分以至于提出虚假的控诉，比方说，诬陷他们入室行窃，那就是欺诈行为，他们会对此颇为不满。另一方面，如果一个骗子找到一个酒鬼作为行骗对象，并因此陷入麻烦，很少会有人同情他，因为这属于不正当的程序，他本应该更清楚。同样情况也适用于那些愚蠢到竟然选择一个风趣滑稽之徒来行骗的人，因为众所周知，没有人会相信这类人会扮演好FOOJY游戏中的对应角色，他们会使该游戏彻底朝其终极的"警察和强盗"游戏方向发展。经验丰富的骗子会对那些被骗之后还对他们嗤之以鼻的人心存畏惧。

我们应当注意的是，以"让我们来骗骗乔伊吧"为名的恶作剧并非FOOJY游戏，因为在恶作剧中，乔伊实则是受害者，而在FOOJY游戏中，乔伊却是胜利者，怀特反而才是受害者。恶作剧是一种消遣，而FOOJY是一种游戏，其中的笑柄被安排得适得其反。

很明显，FOOJY 是一个三人或四人游戏，由警察扮演第四个角色，这与"你和他决斗吧"游戏也有一定关联。

注记：

感谢来自瓦卡维尔市（Vacaville）的加利福尼亚州医学院的富兰克林·恩斯特（Franklin Ernst）医生、诺科市（Norco）加利福尼亚州康复中心的威廉·柯林斯（William Collins）先生以及特哈查比（Tehachapi）市的加利福尼亚州男性研究所的劳伦斯·梅恩斯（Laurence Means）先生，感谢他们对研究"警察和强盗"游戏保持着持久兴趣并对此做出了有益的探讨和批评。

参考文献

[1] 弗雷德里克·怀斯曼（Frederick Wiseman），在《精神病学与法律：谋杀案中精神病学的使用与滥用》〔《美国精神病学杂志》，1961，(118)：289–299〕一文中报告了一个清晰而悲剧性的"警察和强盗"游戏案例。它讲到一个二十三岁的男子开枪射杀未婚妻后自首的故事。这是一个不容易做出的决定，因为直到男子第四次自首后，警察才相信他的话。后来他说："在我看来，我注定要死在电椅上了。如果事实本来如此，那就应该这样来。"作者称，非专业陪审团无法理解该案件庭审中用行

业术语表达的那些复杂的精神病学证词。但在游戏术语中，我们就能用非常简洁的词语来表述这个案件的核心问题：一个九岁的男孩决定（其理由在审判中已明确呈现）他一定会在电椅上结束自己的一生。他尽其余生朝着这个目标前进，并以他的女朋友为对象，最终成功。

[2] 有关"警察和强盗"游戏以及囚犯所玩游戏的更多信息，请参阅：恩斯特·F.H（Ernst F. H.）以及基汀·W.C.（Keating W. C.）合作发表的《加州重罪犯的精神治疗》,《美国精神病学杂志》, 1964, (120): 974–979。

第十一章　咨询室游戏

对专业的游戏分析师来说，治疗情境下最经常出现的游戏
是他们所应了解的最为重要的材料。我们也最容易将之作为一
手资料在咨询室进行直接的研究。根据游戏发起者扮演的角
色，咨询室游戏可分为以下三类：

第一，治疗师和社会工作者所玩的游戏："我只是想帮助
你"和"心理治疗"。

第二，接受过专业训练的患者在参与团体治疗时所玩的游
戏，如"温室"。

第三，未接受过专业训练的患者和客户所玩的游戏："穷
困""农民""愚蠢"和"假肢"。

一 温室（Greenhouse）

命题。该游戏是"心理治疗"游戏的一种变体，玩此游戏最为激烈的是年轻的社会科学家，如临床心理学家。这些年轻人在同事中往往会玩"精神分析"（Psychoanalysis）游戏，且通常以诙谐的方式进行，例如"看看你的敌意暴露出来了吧"或"你的防御机制到底能有多么呆滞？"这通常是一种无害而愉悦的消遣，也是年轻人学习经历中的一个正常阶段，而且在团体治疗中若融入一些原创性表达也是相当有趣的（笔者就经常喜欢说："看呀，全国动作倒错周①又开始了。"）但作为心理团体治疗的患者，有些人更容易沉迷于这种更为严肃的相互评论中；由于这种互相评论于治疗并无太多裨益，所以治疗师必须阻断这种情况继续下去。在这之后他们可能就会玩"温室"游戏。

刚刚毕业的心理学学生有种强烈的倾向，那就是过分夸张地尊重他们所谓的"真实感受"。在表达这种感受之前，他们可能提前宣称这种感受即将来临。而宣布之后，游戏者就会将

---

① 动作倒错（parapraxis）也称为弗洛伊德式错误（Freudian slip），是精神分析学中的一个概念，由西格蒙德·弗洛伊德最早提出。他认为，一个人平时不经意间出现的诸如口误、笔误、动机性遗忘、童年回忆遗忘等差错并不是无意义的，而是受到其潜意识的影响。例如，当某人在开幕式上出现口误，把"宣布开会"说成"宣布闭会"时，这代表了他心里事实上不愿意召开会议。——译者注

它描述出来，或者更确切地说，是在大家面前呈现这种感受，就好像它是一朵应该被敬畏以待的罕见花朵。团体其他成员会摆出一副植物鉴赏家的姿态细细品味并做出评论，而游戏者会非常郑重地接受他们的反馈。用游戏分析的行话来说，这里的问题似乎在于，他的这种感受是否有资格在"国民感受展览大会"上展出。治疗师若在此时进行干预式的质疑，就可能遭到强烈的反抗，就好像他是一个笨手笨脚的蠢人正在撕碎一株珍稀植物上的脆弱花瓣。治疗师自然会认为，为了了解这种花朵的结构和生理机能，可能有必要对其进行解剖。

反命题。该游戏的对抗方式是对上述游戏者的感受描述进行讽刺，这对取得治疗进展至关重要。如果允许这个游戏继续下去，它可能会持续数年不变。通过这些游戏，患者可能会认为自己已拥有了"治疗性体会"，此治疗过程使他"宣泄了敌意"，并学会了以某种方式"面对情绪"，这让他比那些没这么幸运的同事们更有优势。然而，事实上他们可能并没有产生任何有意义的心理动力学改变，那已经投入的时间自然也没能将治疗性获益最大化。

刚刚提到的讽刺并不是针对患者本人，而是针对他们的老师以及鼓励这种过分挑剔的文化环境。如果恰逢时机，治疗师的一句质疑式评论便能成功地让他们从矫情的父母自我影响中解脱出来，并使其在与他人的沟通中减弱这种强烈的自我意识。与其在温室环境下培养情绪，不如让情绪自然发育，待其成熟后再去采摘。

这种游戏最明显的获益是外在心理获益，因为它通过设置特殊的条件来表达情绪，并对在场的人的回应进行了特殊的限制，以此回避亲密。

二　我只是想帮助你
（I'm Only Trying to Help You）

命题。这个游戏可以出现在任何职业场合，且不局限于心理治疗师和社会工作者。然而，最经常玩这种游戏且玩得最为突出的，是受过某些专业培训的社会工作者。笔者在较为有趣的场合下对该游戏进行了明晰的阐释。在一次扑克游戏中，几乎所有在场的玩家都收起牌以示退出，只有两人例外，一位是心理学家，另一位是商人。那位商人手握一副好牌，于是下了注；这位心理学家有一张牌同样战无不胜，也跟着出牌下注。商人看起来有些困惑，因而心理学家开玩笑说："别担心，我只是想帮助你！"商人犹豫了一会儿，最后还是抛出了他的筹码。心理学家最后举起他那张无人能敌的大牌，商人懊恼地扔下了手中的牌。在场其他人听了心理学家的笑话，不由自主地大笑起来，输牌的商人懊悔地说："你可真是帮了我大忙！"

心理学家向笔者投来会意的一瞥，暗示到这个笑话若真出现，必然是以牺牲精神病学事业为代价的。就在那一刻，笔者明晰了这个游戏的结构。

社工或治疗师，无论其从事什么职业，都会给客户或患者提出一些建议。患者回应说该建议并没有达到预期效果。社工无可奈何，对这次建议的失败不屑一顾，然后又试着给他其他建议。如果社工更警惕一些，可能此时会察觉到一阵挫败感，但无论如何他还是会再试一次。通常情况下，他觉得完全没有必要去质疑自己的动机，因为他知道许多受过类似训练的同事都会做出与自己同样的事情，而且他在遵循"正确"的程序行事，也会得到上司的全力支持。

如果不巧社工碰上一位强硬的游戏者，比如一个充满敌意的强迫症患者，他会发现自己越来越缺乏应付的信心，那么他就陷入了麻烦，情况也会逐渐恶化。一种最坏的情况，就是他可能遇到一个愤怒的偏执狂，这位患者在某一天会突然闯进来，对他大发雷霆："看看你都让我做了些什么！"此后，他就会呈现出强烈的沮丧感，或可以言表，或难于启齿："可是，我只是想帮助你！"患者的忘恩负义令他困惑，还可能给他带来极大的痛苦，这也表明了其自身行为背后的复杂动机。这种困惑就是该游戏的回报。

我们不应该将真正的帮手和玩"我只是想帮你"（I'm Only

Trying to Help You，ITHY）游戏的人相混淆。"我认为我们可以对此做些什么""我知道该做什么""我被派来帮助你"或"我帮助你的费用将是……"这些表述与"我只是想帮助你"是完全不同的。前四种表述均公开真诚，代表治疗师的成人自我主动愿意为苦恼的患者或客户通过自己的专业资质来帮助他们；ITHY 的游戏者则怀有隐蔽的动机，这种动机要比他的专业技能更能决定游戏的结局。其动机基于"人们都是忘恩负义的和令人失望的"一种心理地位。对于专业游戏者的父母自我来说，任何助人成功的可能性都令其惊恐万分，从而致使他们会蓄意阻挠实现成功，这是因为助人成功最终会威胁到他们的心理地位。ITHY 游戏者需要确保，无论他多么努力提供帮助，别人都不要接受。客户对此的回应是"看看我正多努力地尝试着啊"或者"你帮不了我"。更灵活一些的游戏者可以对此妥协：人们是可以接受我的帮助的，前提是需要很长一段时间。因此，治疗师往往会为很快奏效感到抱歉，因为他们知道在员工会议上一些同事将对此提出批判。与强硬的 ITHY 游戏者恰好相反的极端角色，如社工当中的一些人，即那些优秀律师，在帮助客户的同时，其本人不会卷入其中或掺杂个人情感。在这里，决定结果的是他们的工作技能而非隐蔽的努力。

有些学校的社会工作专业似乎主要训练 ITHY 游戏的职业游戏者，因而他们的毕业生很难停止玩此游戏。在其互补游戏

"穷困"的描述中我们将找到有助于说明上述观点的一个例子。

日常生活中很容易发现 ITHY 游戏及其相关变体。玩这种游戏的是家人朋友和亲戚（例如，"我可以用批发价卖给你"），以及在对儿童做社区工作的成年人。该游戏是父母的最爱，与之互补的游戏通常是孩子们玩的"看看你都让我做了些什么"。在社交层面上，它可能是"帮倒忙"游戏的一个变体，它是指在帮助他人时制造了麻烦，而非冲动情况下的蓄意破坏；此时，扮演受害者的客户可能在玩"为什么这总是发生在我身上"的游戏或者它的某种变体。

反命题。当游戏者邀请治疗师参与游戏时，治疗师有几种策略可供选择，选择何种策略将取决于他和患者之间的关系状态，尤其取决于患者的儿童自我态度。

1. 经典的精神分析对该游戏的对抗是最彻底的，同时也是患者最难以忍受的。治疗师完全忽视了患者的游戏邀请。患者因此会越来越努力地尝试，最终他将陷入一种绝望状态，并表现为愤怒或沮丧，这是游戏被阻断而失败的特征性信号。这种情形或许会带来有意义的对峙。

2. 面对患者的首次邀请，治疗师可以尝试更为温和（但不拘谨）的对峙形式。治疗师可以说他是患者的治疗师，而不是他的管理者。

3. 比第二种方式更为温和的程序是将患者转介给另一个治

疗团体，让其他成员来应付其邀请。

4. 面对精神障碍疾病急性发作期的患者，需要在初始阶段配合其游戏。这样的患者应该由精神科医生来治疗，作为一名医生，他既可以开处方，也能实施一些卫生措施，这些药物和卫生措施即使在滥用镇静剂的今天，依然有其应用价值。如果医生制定的卫生治疗方案中包括洗澡、锻炼、休息以及规律饮食并辅以药物治疗，那么患者会：（1）遵照医嘱执行，感觉好转；（2）严谨执行此方案，但抱怨没有任何帮助；（3）随口提到他忘记执行此方案，或者说因为它没有任何疗效而放弃了该方案。对于第二种和第三种情况，由精神科医生决定是否有必要对患者再次进行游戏分析，或者是否需要采纳其他某些形式的治疗来为其后续心理治疗做准备。精神科医生在决定如何开展下一步工作之前，应该仔细评估治疗方案的恰当性和患者玩游戏的意向性之间的关系。

另一方面，对患者而言，该游戏的对抗形式是"不要告诉我该做什么才能帮到我自己，我会告诉你该做什么来帮助我"。如果已经知道治疗师是一个"帮倒忙"，那对患者来说正确的对抗方式应该是："不要帮助我，帮助其他人吧。"然而，那些严肃地玩"我只是想帮你"的游戏者往往缺乏幽默感。患者的对抗游戏策略通常不能为治疗师所接受，并可能使治疗师终生对其怀恨在心。在日常生活中，除非一个人已经准备好无情地执行这些策略并承担相应的后果，否则就不应该轻易采取对抗该游戏的任何步骤。例如，拒绝一个玩"我可以按批发价卖给你"游戏的亲属可能会导致严重的家庭冲突。

游戏分析

命题： 没人按照我告诉他们的那样去做。

目的： 减轻罪恶感。

角色： 拯救者、客户。

心理动力学： 受虐癖。

示例：（1）孩子学习的时候，父母介入。（2）社会工作者和客户。

社会层面沟通范式： 父母自我——儿童自我。

儿童自我："我现在该怎么办？"

父母自我："这是你要做的。"

心理层面沟通范式： 父母自我——儿童自我。

父母自我："看看我有多能干。"

儿童自我："我会让你认为自己无能。"

行动：

（1）要求指导——给出指导。

（2）搞砸程序——责备。

（3）证明这个程序有缺陷——含蓄道歉。

获益：

（1）内在心理获益——殉难。

（2）外在心理获益——避免面对缺陷。

（3）内在社会获益——投射式"家长会"（PTA）；忘恩负义。

（4）外在社会获益——投射式"精神病学"。

（5）生理性获益——客户的掌掴，上司的安抚。

（6）存在主义获益——所有人都是忘恩负义的。

三　穷困（Indigence）

命题。亨利·米勒（Henry Miller）[①] 在《马洛西的大石像》（*The Colossus of Maroussi*）中对这个游戏做了最好的阐述："这件事一定发生在我找工作的那一年，当时我压根就不打算找工作。我回忆起了过往，曾经认为自己是如此绝望，甚至我都懒得去翻阅报纸上的招聘广告。"

该游戏是"我只是想帮助你"（ITHY）的互补游戏之一，

[①]　亨利·米勒（Henry Miller），美国文学家。他的作品极富争议，最初甚至被认为是"下流作品"而无法出版，直到1961年才解禁。他被认为是自由和性解放的先驱。——译者注

因为社会工作者通过玩"穷困"游戏为生，而其客户也以同样专业的方式玩着"穷困"游戏，并以此为生。笔者本人对"穷困"游戏的体验有限，但笔者最出众的学生之一对该游戏的性质及其在社会中的地位做出了具体说明。

布莱克小姐是一家社会福利机构的社工，该机构公开表示，其目的是帮助穷困者恢复经济收入，这实际上意味着协助他们找到有收入的工作，该机构为此也得到了政府补贴。据官方报道，这家机构的客户正在不断获得"进步"，但真正"恢复经济收入"的客户却寥寥无几。据报告这种情况是可以理解的，因为他们当中的绝大多数人已经连续多年领取社会福利救济，并从一家机构转向另一家，有时同时接受五到六家福利机构的救济。所以，很明显他们属于"疑难个案"。

布莱克小姐接受过游戏分析方面的培训，很快意识到她所在机构的工作人员一直在玩 ITHY 游戏，她很好奇客户们对此有何反应。为了核实这一点，她每周都会问自己的客户实际上搜寻了多少个工作机会。她饶有兴趣地发现，虽然理论上说他们每天都应该在努力地找工作，但实际上他们为此付出的努力很少，有时他们所做的象征性尝试甚至还颇具讽刺意味。例如，一名男子说，他每天至少回复一则招聘广告。"那是什么样的工作？"她问道。他说他想从事销售。她问："你只回复销售类型的广告吗？"他说是的，但可惜他有口吃，这妨碍了他从事这类心仪的职业。大概此时，布莱克小姐的主管注意到她正问客户这些问题，于是训斥了她，因为她给客户施加了"过多压力"。

尽管如此，布莱克小姐并未放弃，决定继续帮助他们当中一些人恢复经济收入。她挑选了那些身体健全、似乎没有正当理由继续领取福利救济的人。她和这群被选中的人一起探讨了ITHY 和"穷困"游戏。当他们愿意承认自己在玩游戏后，她说除非他们找到工作，否则将停止向他们发放福利基金，还会把他们介绍给另一种不同类型的机构。这样，他们当中的一些人几乎立即找到了工作，其中有些人则是这么多年以来第一次寻到工作。但他们对布莱克小姐的所作所为大为愤慨，甚至有些人向她的主管写信来抱怨此事。主管把布莱克小姐叫进来，更为严厉地批评了她，理由是虽然她之前的这些客户找到了工作，但他们并没有"真正恢复经济收入"。主管提醒布莱克小姐，已经有人质疑让她是否应继续留任此机构。

尽管布莱克小姐胆量很大，但为了不威胁自己的工作，她试图委婉地探问出什么才是该机构宣称的"真正恢复经济收入"，但并未得到明确而合理的解释。她只被告知，她在给机构的客户们"施加不必要的压力"，尽管这些人多年来第一次靠自己养家糊口，但这根本不是她的功劳。

因为她需要这份工作，且目前有被解雇的危险，一些朋友试图帮助她。一位受人尊重的精神病科门诊主任写信给她的主管，说他听说布莱克小姐对接受社会福利救济的人们开展了一些特别有效的工作，并询问她是否可以来自己的科室员工讨论会上分享她的发现。但主管拒绝让她去作报告。

在此例中，"穷困"游戏的规则是由该福利机构制定的，以补充 ITHY 的当地游戏规则。社工和客户之间达成了某种默契，其内容如下：

社工（W）："我会努力去帮助你（前提是你的经济状况并没有好转）。"

客户（C）："我会去找工作的（前提是我不一定必须找到工作）。"

如果一个客户因为恢复工作而违反了这种默契化协议，福利机构就因此失去一位客户，而客户也会失去他的福利资助，双方都感到受到了惩罚。如果像布莱克小姐这样的社工让客户真正找到工作而打破了默契协议，福利机构就会因受到客户投诉而遭受处罚，该投诉还可能会引起上级部门的注意，同样，客户也会失去他的福利救济。

只要双方都遵守这条潜在的规则，便都能如愿以偿。客户领到了他的福利，同时很快也明白了机构所需的回报：一个"向他人伸出援助之手"的机会（作为 ITHY 游戏的一部分）以及"临床资料"（用来在"以客户为中心"的员工讨论会上展示）。客户很乐意配合机构的这些需求，这使双方都很满意。因此，他们相处得很融洽。没有一方希望中断这种令人满意的关系。而布莱克小姐的所作所为，实际上是"缩回援助之手"而不是"伸出援助之手"，并且她提出了"以社区为中心"而不是"以客户为中心"的职工管理方式；这使所有其他相关人员都感到不安，尽管事实上她才是唯一一位真正遵守该福利机构所公布的规章的人。

这里应注意两点。第一，"穷困"是一种游戏，而不是由于身体、心理或经济问题所造成的状况，在接受救济的人群中只有部分人参与其中。第二，它只会得到受过 ITHY 游戏训练的社工的支持，其他社工则不能那么容忍。

与 ITHY 游戏的同系游戏还包括"退伍老兵"（Veteran）和"门诊"（Clinic）。"退伍老兵"表现出同样的共生关系，这次是退伍军人管理局——社会福利机构的同盟组织——和一定数量的"退伍老兵"之间的关系，这些"退伍老兵"要求享有与残疾退役军人一样的合法特权。在大医院门诊部就医的一部分人会玩"门诊"游戏。与玩"穷困"或"退伍老兵"游戏的人不同，玩"门诊"游戏的患者并不获得任何经济报酬，而是获得其他利益。他们玩此游戏是为了服务于有益的社会目的，如他们愿意在培训医务人员和疾病研究中予以合作。这样做能使他们获得正当的来自成人自我的满足，这是"贫穷"和"退

191

伍老兵"的游戏者所无法得到的。

反命题。直白的表述就是，如果对抗该游戏，就在于停止对游戏者提供利益。在这里，就像在大多数其他游戏中一样，这样做的风险主要不是来自游戏者本身，而是因为该游戏已植根于社会文化，并与之共生，且得到了与之互补的 ITHY 游戏者的培育。专业领域的同事、被激怒的公众、政府机构以及施行保护措施的组织都会对阻断该游戏产生威胁。在对抗"穷困"游戏之后随之而来的抱怨可能会引起人们声嘶力竭的抗议："是啊是啊，但这样做了又能怎么样？"这被视为一种健康的而具有建设性的操作或消遣，即使它偶尔会阻碍人们之间坦诚的交流。事实上，整个美国民主自由的政治制度就是建立这样在一个允许问此类问题的基础之上的（在许多其他政治体制中的人们可能没有这样的言论自由）。没有这种许可，人道主义社会进步就会受到严重阻碍。

四　乡巴佬（Peasant）

命题。"乡巴佬"游戏的原型是一位患有关节炎的保加利亚乡下人，她卖掉了家里唯一一头奶牛，筹钱去索菲亚的大学专科医院看病。问诊的教授对她进行了检查，并发现她这种病例非常有趣，于是教授把她带到学生面前，并展示了她的这种临床表现。他不仅概述了她这种病的病理机制、症状和诊断结果，还给出了治疗方案。整个过程令她对教授充满敬畏。在她离开之前，教授为她开具了一张处方，并对相关治疗方案做了更为详细的解释。她对教授的学识赞不绝口，并用保加利亚方言说："哇，你真了不起，教授！"然而，她从未按此处方开药治疗。首先，她所在的村庄没有药剂师；其次，即使有药剂师，她也不会让这样一张贵重的处方被别人从她手中拿走。同时，她不具备实现治疗方案中其他措施的条件，如饮食疗法、水疗法等。她的生活一如从前，还是因关节炎跛脚走路，但她现在却很快乐，因为她可以向每一个人炫耀：有位在索菲亚的了不起的教授为她进行过绝妙的治疗，她在每晚的祈祷中都会表达她对这位教授的感激之情。

　　几年以后，这位教授要很不情愿地去见一位富有但很苛刻的病人，途中碰巧经过这个村子。当那个农民冲过来并吻教授的手时，他才记起了这位患者，并回忆起很久之前自己曾给她制定过一个绝佳的治疗方案。他亲切地接受了农民的敬意，特别是当她告诉他这种治疗方案效果有多好时，他特别高兴。事实上，教授实在过于激动，以致没注意到她走路依旧是一瘸一拐的。

　　在社交层面上，"乡巴佬"游戏分为天真型和伪装型两种，其口号均是，"哇，你真了不起，穆加特罗伊德（Murgatroyd）

先生！"（GYWM）。在天真型游戏中，穆加特罗伊德先生的确
出类拔萃。他既是一位著名的诗人、画家、慈善家，还是一名
科学家，天真的年轻女性经常不辞劳苦慕名而来，希望能见到
他，这样就可以拜服在他的脚下，甚至他的缺点在她们眼里都
浪漫而美妙。在伪装型游戏中，有这样一类更世故的女人，她
们真心钦佩和欣赏一位德高望重的男子，便会故意与这位男子
发生婚外情或结婚，进而对他的弱点了如指掌，甚至会利用男
子这些弱点来满足自己所需。对于这两类女性，游戏源自她们
对男子缺点的不同态度：天真型女性会将他们的缺点浪漫化，
其天真在于她们能够对他的成就予以正确的评价，并报以真挚
的尊重；而伪装型女性则会利用他的缺点。

在伪装型的"农民"游戏中，穆加特罗伊德先生也许的确
出色，也许完全不是，但无论哪种情况，他所遇到的这个女人
都无法真正欣赏他。她或许是一名高级妓女。她会扮演一个
"卑微低贱的小我"角色，并通过GYWM这样赤裸裸的阿谀奉
承来达到自己的目的。在她内心深处，要么是被他搞糊涂了，
要么就是在嘲笑他。但她根本不会在乎他，她想要的只是跟他
在一起有利可图。

在临床情境中，"农民"游戏也有与之相似的两种形式，
其口号是："哇，你真了不起，教授！"（GYWP）。在天真型游
戏中，只要患者继续相信GYWP游戏，就可以一直保持健康，

这样治疗师就有义务在公共场合和私底下都要举止得体，正派行事。在伪装型游戏中，患者希望治疗师会配合她的 GYWP 游戏，并称："你有异乎寻常的洞察力（You're Uncommonly Perceptive，YUP）。"一旦他成功上钩，她就会努力让他出丑，然后转向另一位治疗师；如果他不容易上当受骗，也许才真正有能力帮助她。

对于患者而言，要想在 GYWP 游戏中获胜，最简单的做法就是不让自己的病情得到恢复。如果她更为恶毒，有可能采取更主动的措施，以使治疗师当众出丑。有一位女士和她的精神科医生玩 GYWP 游戏，其症状没得到任何缓解；她最终向医生鞠躬行礼，并在满口道歉中离他而去。随后，她又去探访她所尊敬的牧师来寻求帮助，并和他玩了一把 GYWP 游戏。几周后，她引诱牧师卷入第二级"骚扰"游戏。于是，她隔着后院篱笆，与邻居悄悄聊起了牧师，她讲到她对牧师太过失望了，因为像牧师这样如此优秀的男人，竟然因一时糊涂，骚扰了一个像她这样天真无邪而毫无魅力的女人。她认识牧师的妻子，知道他的妻子当然仍会原谅他，但不管怎样……诸如此类等等她都告诉了邻居。这个秘密就这样在不经意间传开了，直到后来她才"惊恐万分"地意识到，与她聊天的这位邻居实则是教会的一位长老。对精神科医生，她通过自己的病情没有好转而在游戏中战胜了他；对牧师，她则通过勾引他而赢得游戏的胜利，尽管她并不愿意承认这一点。然而，另一位精神科医生介绍她参加一个治疗团体，在那里她就不能像以前那样游刃有余了。此后，由于她的游戏 GYWP 和 YUP 在治疗时间没有用武之地，所以她便开始更为仔细地检讨自己的行为，并在团体治疗的帮助下，放弃了玩这两种游戏——GYWP 和 Rapo。

反命题。治疗师必须首先判断该游戏是否属于天真型，如果是，那就要为了患者的利益，允许患者继续玩此游戏，直到她的成人自我状态发展成熟并足以来对抗该游戏所带来的风险。如果该游戏不属天真型，那就要在患者做好充分准备以能理解整个事件后，及时在一个适当时机采取对抗该游戏的措施。此时治疗师要坚决拒绝给出建议，若患者开始抗议，治疗师要明确表示，这绝不仅仅是"漠不关心的精神病学"，而是在深思熟虑后采取的治疗对策。治疗师的拒绝有可能适时地激怒患者，或者引起患者出现一些急性焦虑症状。下一步怎么做取决于患者病情的严重程度。如果她过于忧伤，就应该对她的急性反应采取适当的精神病学处理，或者通过分析程序来重建治疗情境。对抗伪装型"农民"游戏的首要目标，是将患者的成人自我状态从伪善的儿童自我状态中分离出来，如此才能保证游戏分析的进行。

在社交场合，应该避免与天真型 GYWM 游戏者发生亲密纠葛，就像任何一位睿智的经纪人都会告诫他所负责的演员都需意识到这一点，在这里道理是一样的。另一方面，玩伪装型 GYWM 游戏的女性如果可以放弃该游戏，她们有时也会表现得有趣而聪慧，而且可能成为家庭和社交圈子中受人欢迎的一员。

五　心理治疗（Psychiatry）

命题。我们必须将作为程序的"心理治疗"和与之同名的游戏区分开来。根据适当的临床科技文献所呈现的现有证据，以下方法在治疗精神疾病方面有着重要价值：休克疗法、催眠、药物治疗、精神分析、矫正精神病学和团体治疗。还有一些不太常用的方法，在此不予论述。其中任何一种方法都可以用于"心理治疗"游戏。该游戏建立在"我是治疗者"的心理地位之上，这种心理地位也得到了医学文凭的力证："看看，证书上面写着，我是治疗者。"值得注意的是，无论哪种情况，它都是一种具有建设性并充满仁爱的心理地位，而且玩"心理治疗"游戏的人只要经过专业训练，就能发挥积极的作用。

然而，如果医师的治疗热情得到了适度缓和，其治疗效果可能还会有所提升。很早以前的安布罗伊斯·帕雷（Ambroise

Pare）①最完美地表达了对抗该游戏的方式，他说："我为他们治疗，上帝为他们治愈。"每一位医科学生都知道这句格言以及其他类似格言，比如"不要伤害病人"（Primum non nocere），以及"尊重自然的痊愈力量"（vis medicatrix naturae）。然而，非医学专业的治疗师可能很少接触到这类古老的训诫。"我是治疗者，因为我有文凭为证"，这种心理地位很可能是无益的，其实我们可以采用更合适的陈述代替它，例如："我将应用我所学的治疗程序，希望这对你的治疗有所帮助"。这样就可以避免可能出现以下游戏的状况："既然我是治疗者，如果你的病情没有好转，那是你自己的错"（例如，"我只是想帮助你"），或者"既然你是个治疗者，所以我会为你好转的"（例如"农民"）。当然，原则上每一位尽职尽责的治疗师都知道以上这些情况。自然，每一位曾在声誉良好的诊所中报告相关病例的治疗师都已意识到了这点。相反，一个成功的心理诊所应该协助其治疗师意识到以上诸种情况。

另一方面，"心理治疗"游戏更容易出自曾经接受过不太称职的治疗师医治的患者身上。例如，有一些患者会仔细挑选能力不足的精神分析师，他们会一位接一位地寻访，以此来证明自己是无法治愈的。与此同时，他们所玩的"心理治疗"游

---

① 安布罗伊斯·帕雷（Ambroise Paré 约 1510–1590 年），16 世纪法国著名外科医生，被誉为现代外科和病理学之父。——译者注

戏变得越来越激烈，以至于最终即使是顶级的临床精神分析师也很难进行处理了（区分优劣）。患者在此进行的双重沟通是：

成人自我："我是来寻求治愈的。"

儿童自我："你永远不会治愈我，但你能教我成为一个更好的神经症患者（即把'心理治疗'游戏玩得更娴熟更高级）。"

与此类似的还有"心理健康"（Mental Health）游戏；在这里，患者的成人自我会说："如果我采用曾经读到或听到过的心理健康原则，那么一切都会变得更好。"一位患者从一位治疗师那里学会了玩"心理治疗"，而从另一位治疗师那里学会了玩"心理健康"，然后又因为另一位治疗师的努力而开始玩一个相当不错的"沟通分析"游戏。当治疗师与她坦率地讨论这些时，她同意放弃玩"心理健康"游戏，但请求治疗师允许她继续玩"心理治疗"，因为这个游戏让她感到舒服。这位沟通分析游戏中的精神科医师同意了她的请求。因此，在连续数月中，她都会报告在每周会面间隔期间所做的梦，并阐释对这些梦的理解。最后，也许出于纯粹的感激，她决定弄清楚她的问题到底是怎么回事，这对她来说或许会很有趣。就这样，她对沟通分析方面的治疗产生了浓厚的兴趣，并取得了良好的治疗效果。

"心理治疗"游戏的一种变体叫作"考古学"[Archaeology,

此名由旧金山的诺曼·里德医生（Dr.Norman Reider）提供]。在这一游戏中，患者采取的心理地位是，假设她只需找出谁手握关键点，那么可以说，一切才会突然好转。这将引发她对童年时期发生事件的不断反省和沉思。有时候，治疗师可能会被患者诱骗进入一个"批判"（Critique）游戏中。在此游戏中，患者描述她在各种场合中的感受，然后请治疗师指出这些感受有何种问题。"自我表达"（Self-Expression）是一些治疗团体中常见的游戏，它基于一个"情绪感受是良好的"的信条。例如，一位满口污言秽语的患者可能会得到治疗团体的鼓掌叫好，或至少是含蓄称赞。然而，成熟老练的治疗团体则很快发现这是一种游戏。

治疗团体的某些成员会越来越善于辨认出"心理治疗"游戏，并且很快就会让新加入的患者意识到，他们明白他是在玩"心理治疗"游戏，还是"沟通分析"游戏，而非使用团体治疗程序来获得他合理的见解。有位女士从一个城市的玩"自我表达"的治疗团体转介到另一个城市的更为成熟的团体中，在那里，她讲述了发生在她的童年时期的乱伦关系。每当她讲起这个老生常谈的故事时，听众们都会如其所料地目瞪口呆，而此次出现了例外，团体成员对此置若罔闻，于是她勃然大怒。令她大为诧异的是，比起她过往的乱伦经历，这个团体更感兴趣的是她在沟通中表现出的愤怒。她用自认为侮辱性最强的话对之大声斥责："你们都不是弗洛伊德主义者！"弗洛伊德本人对待精神分析当然会更加认真，他通过说明自己不是弗洛伊德主义者来避免陷入与之相关的游戏。

最近我们发现"心理治疗"游戏有这样一个新变体，叫作"给我讲讲这个吧"（Tell Me This），有点类似于聚会消遣中的"二十个问题"。怀特讲起自己的一个梦或一件事，而后团体中其他成员，通常包括治疗师在内，会试图通过询问与之相关的问题来解释它。只要怀特回答出这些问题，团体每个成员就会继续质问他，直到怀特无言以对为止。于是，成员中的布莱克就此打住，带着一丝会意的神情，意思是说："啊哈！如果你能回答出这个问题，你一定会有所好转，所以我已经尽到了我的责任。"（这是"你为什么不——是的，可是"同类游戏中与其相关度较低的游戏）有些团体治疗几乎完全以该游戏为基础，这可能持续数年，其间仅有微小的改变或进展。"给我讲讲这个吧"赋予怀特（患者）很大的空间，比方说，他可以通过卷入该游戏而感到治疗无效；或者他可以通过回答出所有问题来对抗这个游戏，这种情况下，其他游戏者很快就会显现出愤怒和沮丧，因为怀特正对他们进行对抗："我已经回答了你们提出的所有问题，但你们却还没有治愈我，那你们觉得自己有用吗？"

"给我讲讲这个吧"游戏也在可以教室里玩，面对某些教师提出的一个开放式问题，学生们明白，他们无法通过处理事实数据得出"正确"的答案，而只能猜测哪些答案可能会令老师满意。在古希腊语教学中出现了该游戏的学究式变体；老师总是占学生的上风，让学生看起来很愚蠢，并通过指出文章中一些费解的特征来证明这一点。这在希伯来语教学中也很常见。

六　愚蠢（Stupid）

命题。在"愚蠢"游戏更为温和的形式中，其命题是"我和你们一起嘲笑我的笨拙和愚蠢"。然而，心理问题更严重的人可能会愠恼地说："我很愚蠢，我就是这个样子，所以你为我做点什么吧。"这两种游戏都出于一种抑郁的心理地位。我们必须将"愚蠢"与"帮倒忙"区别开来，玩"帮倒忙"游戏者的心理地位更具攻击性，而其笨拙是为努力寻求宽恕。该游戏还应与"小丑"区分开，因为"小丑"不是一种游戏，而是一种强化"我是可爱又对人无害"的心理地位的消遣。对怀特来讲，"愚蠢"游戏中最关键的沟通是让布莱克承认怀特愚蠢，或者布莱克表现得让人认为怀特愚蠢。因此，怀特表现得就像一个"帮倒忙"，但他并不请求宽恕；事实上，得到宽恕会令他不安，因为这威胁到了他的心理地位。或者他的举止如小丑一般滑稽，但并不意味着他是在开玩笑；他希望别人认真对待自己的行为，以此表明他是真的愚蠢。该游戏存在相当多的外在获益，因为怀特学习得越少，他的游戏就会玩得越有效。因此，在学校里他不必学习，在工作中他也不必去学习任何可能给他带来进步的东西。从小他就知道，只要自己表现得愚蠢，即便人们摆出对他批评的姿态，也还是会对他满意的。然而，人们会惊讶地看到，如果在压力重重之时，他决定突破艰难险阻自己挺过来，那结果将证明他一点儿也不愚笨——更像安徒生童话里那个"愚蠢"的小儿子一样。

反命题。温和型的"愚蠢"游戏的对抗方法很简单，那就是不去玩这个游戏，不去嘲讽游戏者的笨拙，或者不谴责其愚笨，这样的话，对抗"愚笨"游戏的人将会与游戏者成为终生的朋友。其中一个微妙之处在于，玩这种游戏的人往往具有循环性情感或躁郁症。当游戏者处于狂喜状态时，他似乎真心希望周围的人加入对自己的冷嘲热讽之中。周围人通常很难拒绝其请求，因为游戏者给人的印象是，他会对一个放弃嘲笑自己的人心怀怨恨——在某种程度上，他也的确如此，还因为这些人威胁到了游戏者的心理地位，并破坏了该游戏。但是当游戏者情绪低落之时，他就会对那些与自己一起发笑或嘲笑他的人心怀不满，并将这种情绪公之于众，而克制住自己没参与嘲笑的人，便明白自己现在的做法是明智的。沉默寡言的他可能是患者在团体治疗室里唯一一个愿意与之共处或交谈的人，而所有之前享受玩此游戏的所谓"朋友"现在已被患者视为敌人。

现在转而说怀特并不是真的愚笨，这种做法并没有什么实际意义。他的天资可能并不聪颖，并且他很清楚这一点，这也是引起该游戏的主要原因。然而，他可能在某些特殊领域更具优势，如：高超的心理逻辑洞察力。治疗师对这种才能展现出应有的尊重并无大碍，但这不同于治疗师笨拙的"安慰"尝试。后者也许会使患者尝到一种更痛苦的满足感，即使他意识到别人甚至比自己更蠢，但这只是一种微乎其微的安慰。这种"安慰"自然不属最智慧的治疗程序；通常它是"我只是想帮你"游戏中的一个伎俩。对抗"愚蠢"游戏并不是用另一游戏来替代，而只需克制住不再玩"愚蠢"游戏。

对抗愠怒型的"愚蠢"游戏是一个更为复杂的问题，因为愠恼的游戏者试图激发的不是他人的大笑或奚落，而是无助感或愤怒，他已经完全准备好按照"所以为我做点什么吧"（So Do Me Something）来应对挑战了。所以无论怎样，他都会赢。如果布莱克什么也不做，那是因为他感到无助，如果他真对怀特做了些什么，那是因为他被惹恼了。因此，这些人也倾向于玩"你为什么不——是的，可是"游戏，从中他们可以获得与温和型"愚蠢"游戏同样的满足感。在这种情况下，我们没有简单的解决办法，除非能对这个游戏的心理动力学有更清楚的理解，否则也不可能想出一个即刻就能解决它的办法。

七 假肢（Wooden Leg）

命题。"假肢"游戏最具戏剧性的形式是"精神错乱之人的辩护"。我们可以用沟通术语进行如下表述："像我这样情绪紊乱的人，你还指望我怎么样呢？——难道希望我克制住自己不杀人吗？"陪审团对此的答复是："当然不会的，我们不会对你施加这种限制！"作为一种法律游戏，"精神错乱之人的辩护"被美国文化所接受，但它不同于一条几乎被全世界公认的原则，即面对一个患有严重精神疾病之人，任何理智之人都不会指望他们对自己的行为负责。在日本，酗酒是对任何无耻残暴行为逃避责任的借口；在俄罗斯，这种借口则是战争时期参军（以上观点根据笔者本人所收集的资料总结得出）。

"假肢"的命题是，"你对一个安假肢的人还能有什么指望呢？"换句话说，除了指望安假肢的人自己能控制好轮椅之外，没有人会对其有任何其他期待。但是，第二次世界大战期间，在陆军医院截肢中心，有一位安着假肢的人经常跳吉特巴舞，而且他跳得非常精彩。还有一些盲人从事法律工作或担任政治职务（笔者家乡的市长就是其中之一），有些聋哑人担任精神病学医师，有些无手男子甚至还会使用打字机。

无论一个人是真实的残疾，夸大的残疾，甚至是想象的残疾，但只要他对自己的命运感到满意，也许其他人都不应去干涉。但倘若他在接受精神治疗，问题就凸显出来了：他是不是在利用自己的生命为其谋取最大的利益，他能否克服自己的残疾。在美国，治疗师的工作与大部分受过教育的公众舆论背道而驰。如果患者病情有了明显好转，即使是那些因患者的残疾所造成的不便而抱怨最多的亲人，最终也可能对治疗师厉声斥责。对游戏分析师来说，这很容易理解，但这使他的治疗工作变得同样困难。如果患者表现出独自逃离游戏的迹象，所有玩"我只是想帮你"游戏的人都会因游戏即将被打破而感到威胁，因此，有时候治疗师会采取几乎难以置信的措施来终止患者的治疗。

我们在"穷困"游戏讨论中曾提到的布莱克小姐那位口吃客户的案例就是这两方面的很好例证。这位男士所玩的就是一个经典的"假肢"游戏。他无法找到工作，因而他理所当然地将之归因于他的口吃；然而他唯一感兴趣的职业是销售。作为一个自由的公民，他有权在他选择的任何领域寻找工作，可是作为口吃者，他所做的选择令人怀疑他的动机是否单纯。当布莱克小姐企图破坏此游戏时，社会福利机构的反应对她非常不利。

"假肢"在临床实践中尤其有害，因为患者有可能会找到一个用同样理由玩同样游戏的治疗师，从而导致治疗不会得到任何进展。这相对容易体现在"意识形态抗辩"中，患者会说："对生活在我们这种社会的人，你还能有什么期待呢？"有位患者将"意识形态辩解"与"身心失调症辩解"结合了起来，他说："对一个罹患身心失调症的人，你还能有什么期待呢？"他接连找到很多治疗师，却发现他们只会接受其中一个辩解，而拒绝另一个，因此他们当中没人会同时接受患者的两个辩解，来使他在目前的心理地位上感到舒服，也没人会同时拒绝这两个辩解来改变他的态度。因此患者证明了精神病学对人没有帮助。

患者用来为自己的病理性行为辩解的一些借口包括感冒、脑损伤、环境压力、现代生活压力、美国文化以及经济体制。一个有文化的游戏者不难找到国家体制相关的借口来为自己辩护。"我喝酒是因为我是爱尔兰人。""如果我住在俄罗斯或塔希提岛，这种情况就不会发生。"事实上，俄罗斯和塔希提岛精神病院的患者与美国州立医院的患者并没有什么不同[1]。在临床实践中，始终应对"要不是因为他们"或"他们让我失望"这样的特殊辩解进行非常仔细的评估。而在社会研究项目中也应如此。

还有稍微复杂一点的辩解类似于"对一个（a）来自破碎家庭的人；（b）神经质者；（c）正在接受游戏分析治疗的人或

（d）遭受酗酒疾病之苦的人，你还能有什么期待呢？"比这些还要复杂的辩解是，"如果我停止这样做，我将无法对它进行分析，那样我的病情将永远不会好转。"

"假肢"游戏的正向游戏是"人力车"（Rickshaw），其相应的主题论述是："如果在这个小镇周围有（人力车、鸭嘴兽、会说古埃及语的女孩），我绝不会陷入这种困境。"

反命题。如果治疗师能够清楚地区分自己的父母自我状态和成人自我状态，并且这两方面状态都清楚地理解治疗目的，那么对抗"假肢"游戏并不困难。

在父母自我状态这一层面来讲，治疗师既可以是"好的"父母自我，也可以是"严厉"的父母自我。作为"好的"父母自我，他可以接受患者的辩解，尤其是当这种辩解与他自己的观点相符时更是如此，或许还有一个合理化的解释，那就是人们在完成治疗之前无须对自己的行为负责。作为"严厉"的父母自我，治疗师会拒绝患者这个辩解，并与患者进行意志的较量。这两种态度对"假肢"游戏者来说都已经很熟悉了，而且他也知道如何从每一种态度中获得最大的满足感。

处于成人自我状态的治疗师会拒绝给患者这两个机会。当患者问："对一个神经症患者，你还能有什么期待呢？"（或者不管他现在用什么借口）治疗师的回应均是："我什么都不指望。问题是，你对你自己还有什么指望呢？"治疗师唯一的要求是请患者认真回答这个问题，而他唯一的让步是给予患者一段合理的时间来回答这个问题：根据他们之间的关系以及患者之前所做的准备，该时间段可以从六个星期到六个月不等。

参考文献

[1] Berne E. The Cultural Problem: Psychopathology in Tahiti. *American Journal of Psychiatry*. 1960, (116) : 1076–1081.

第十二章 "好"游戏

　　精神科医生是对游戏能够进行充分研究的最佳甚至是唯一的人选，但遗憾的是，他们所接触的绝大多数患者几乎都是那些受游戏所害而陷入困境的游戏者。这意味着所有得到临床研究的游戏在某种意义上都是"坏"游戏。而且根据游戏的定义，它们建立在隐蔽式沟通基础之上，所以都必然具有某种利用的因素。基于以上两个原因，无论在实践方面还是在理论方面，要探寻"好"游戏的过程便非常艰难。一个"好"游戏可以被描述为其社会贡献动机超越了其复杂动机的游戏，特别是如果游戏者并没有抱有虚度光阴或愤世嫉俗的态度来对待这些动机。也就是说，一个"好"游戏既有助于其他游戏者，也有助于"他"（即游戏主角本人）的发展。因为即便在最佳的社交活动和组织活动中，参与者很大一部分时间都必然是在玩游戏，所以我们必须孜孜以求，才能发现"好"游戏。本章提供了几个好游戏的实例，但它们数量有限，在质量上也远远不够。这些游戏包括"有名无实的假日""谄媚的骑士""乐于助人""平凡的圣人"和"他们会很高兴认识了我"。

一 有名无实的假日（Busman's Holiday）

命题。严格说来，这是一种消遣，而非一种游戏，很明显它对涉及其中的每个参与者都具有建设性意义。例如前往东京的美国邮递员帮助一位日本邮差跑差事，或在海地度假的美国耳鼻喉专家去当地医院工作，这些都使他们感到精神振奋，就好像参加过非洲猎狮活动或者驾车奔驰穿越大陆一样，是个能拿出手讲给别人听的好故事。

然而，如果这种假期中的工作带有更为重要的隐蔽动机，且仅仅是为了实现其他目的而作秀，那么"有名无实的假日"就变成了一种游戏。不过即便在这种情况下，它仍然具有建设性，并且值得推荐作为其他活动（也应该是建设性的）的掩护之一。

二 谄媚的骑士（Cavalier）

命题。这是一个由没有性压抑的男性玩的游戏——偶尔也有婚姻幸福或恋爱状态良好的年轻男性来参与，而更青睐此游戏的是那些遵从一夫一妻制或信奉独身主义的成熟男性。当遇到一位合适的女士时，怀特会抓住每一个机会来赞扬她的优秀品质，但从不越界做出有违她的生活地位或不符合当时的社交状况以及有失品味的行为。但在这些界限之内，他会充分发挥创造力、热情与独创性。他的目的不是引诱，而是彰显他那精湛的恭维技艺。该游戏的内在社交获益在于，这种纯真的艺术性赞誉给该女士带来的快乐，以及她对怀特社交技艺所做出的心悦诚服的回应。在适当情况下，当双方都意识到游戏的本质时，他们就会越来越满怀兴致地让此游戏继续下去，以致其中一方的言行开始越界才会打住。当然，该游戏的男士会知道何时应该停下来，并会在他的恭维不再令女士愉快之时（考虑到女士的感受）或者他的恭维能力开始下降时（出于对自己社交技艺的自豪感的考虑）停下来。对于诗人而言，玩"谄媚的骑士"游戏是为了其外在的社交获益，与期待激发其灵感的那位女士感兴趣做出回应相比，他们更期待得到资深评论家和公众的赏识，甚至这点更为重要。

欧洲人浪漫，英国人富有诗意，他们似乎总比美国人更擅长玩这个游戏。在美国，这个游戏主要被"水果摊诗歌流派"所占据：你的眼睛仿佛鳄梨，你的嘴唇恰若黄瓜，等等。水果摊派的"谄媚的骑士"游戏很难在优雅表达上与赫里克

（Herrick）和洛夫莱斯（Lovelace）的作品相媲美，甚至无法与罗切斯特伯爵（Rochester）、罗斯康门伯爵（Roscommon）和多塞特（Dorset）^①那愤世嫉俗但富有想象的作品相提并论。

反命题。在"谄媚的骑士"游戏中的女士需要一些成熟的技巧才能胜任自己的角色，而完全拒绝玩这个游戏则会显得她过于愤怒或愚蠢。对该游戏的恰当补充表达是"哇，你真了不起，穆加特罗伊德先生！"（GYWM）的变体，也就是，"我很欣赏你的作品，M先生。"如果这位女士呆头呆脑或思维迟钝，她可能仅会想起简单的GYWM来回应，但却没抓住重点：怀特值得让人欣赏的不是他本人，而是他所作的诗歌。对该游戏残忍的对抗形式是与一位愠怒的女士玩第二级"骚扰"（滚开，小子！）。我们可以预见，在这种情况下，第三级"骚扰"游戏必然是一种难以言喻的糟糕透顶的回应。如果这位女士仅是愚笨，那她会玩第一级"骚扰"游戏，只会用对方的赞美来满足自己的虚荣心，而忽略了对怀特的创造性努力和能力表示欣赏和感激。一般而言，如果该女士误把男士的恭维看作是他在企图引

---

① 罗伯特·赫里克（Robert Herrick，1591–1674）和理查·洛夫莱斯（Richard Lovelace，1617–1657）都是17世纪英国"骑士派"的诗人。罗切斯特伯爵（John Wilmot, 2nd Earl of Rochester），英王查理二世的宠臣，生活放荡，他的诗以讽刺和下流而闻名。罗斯康门伯爵（Wentworth Dillon, 4th Earl of Roscommon），爱尔兰诗人。多塞特即威廉·巴恩斯（William Barnes），英国诗人，他的作品中包括很多以多塞特方言写成的诗歌。——译者注

诱自己，而非男方的文采展示，那么这个游戏就会被打破。

相关游戏。"谄媚的骑士"作为一种游戏，必须区别于直接为了求爱而进行的操作和程序。因为这些操作和程序仅是不含隐蔽动机的简单沟通。方便起见，"谄媚的骑士"游戏的女性版本可称之为"布拉尼"（Blarney），因为玩这个游戏的通常是勇敢的爱尔兰老年女士①。

部分游戏分析

目的：相互欣赏。

角色：诗人、心怀感激的对象。

社会层面沟通范式：成人自我—成人自我。

成人自我（男）："看看我能给你多好的感觉。"

成人自我（女）："哇，你的确让我感觉很好。"

心理层面沟通范式：

儿童自我（男）："看我能想出多么美好的措辞。"

儿童自我（女）："哇，你真的很有创造力。"

获益：

（1）内在心理获益——创造力和确保自己在别人眼里具有

---

① Blarney 指爱尔兰布拉尼城堡中的布拉尼石（巧言石），相传亲吻了这块石头的人就能获得强大的口才和奉承他人的天赋。——译者注

魅力。

（2）外在心理获益——避免因不必要的性讨好而被拒绝。

（3）内在社交获益——谄媚的骑士。

（4）外在社交获益——他们可能放弃这方面的获益。

（5）生理性获益——相互安抚。

（6）存在主义获益——我可以优雅地生活。

三　乐于助人（Happy To Help）

命题。怀特总是乐于助人，但是带有一些不可告人的动机。他可能是在为过去的罪恶忏悔，或为掩饰现在的不道德行为，或者为了日后加以利用，或为获得威望而结交朋友。但任何质疑他动机的人也必须赞扬他所做的有益行为。毕竟，人们可以通过更加邪恶来掩盖过去的邪恶，通过恐惧而非慷慨来剥削人们，通过邪恶的手段而不是善行来树立威望。有些慈善家对竞争比对做慈善更感兴趣："我捐赠的钱（艺术品、土地）比你捐的多。"同样，即便他们的动机受到质疑，他们也应该因以建设性的有益方式竞争而获得赞扬，因为这个世界上还有更多的人以破坏性的方式进行竞争。大多数玩"乐于助人"游戏的人既结交朋友，也树立敌人，无论朋友还是敌人，他们都自认为自己的感觉各有道理。他们的敌人会攻击其动机，并弱化其行为中的有益成分，而他们的朋友则感激其行为，并弱化其动机中的不利成分。因此，实际上并不存在所谓的对该游戏的"客观"讨论。声称中立的人很快就会表明他们是站在哪一方表示"中立"的。

这种游戏，作为一种利用性的策略，构成了美国大部分"公共关系"的基础。但是顾客们很乐意参与其中，因为这或许是最令人愉快和最具建设性的商业游戏。在另一领域，该游戏最应受谴责的形式之一是一个三人家庭的游戏，其中母亲和父亲会争夺子女的爱。但即使在这个例子中，也应注意到，选择"乐于助人"也会消除一些不光彩因素，因为有太多人使用不愉快的竞争方式来夺取孩子的爱，例如，"妈妈比爸爸病得厉害"，或者"为什么你爱他胜过爱我？"

四 平凡的圣人（Homely Sage）

命题。这可能属于一个脚本，而不是一个游戏，但它具有与游戏相似的各方面特征。一个受过良好教育且成熟老成的人，除了忙于自己的事业，他还尽可能多地学习各类知识。在退休后，他就从自己担任要职的大城市搬迁到一个小镇上。在那里，人们很快就得知，无论遇到什么样的问题，都可以去找他寻求帮助，从汽车发动机出现爆震故障到年长的亲戚问题，如果他有能力解决，就会亲自帮助他们，或者介绍他们去找更合适的专家。因此，他很快就在新环境中确立了自己的位置，成为一位"平凡的圣人"，从不装腔作势，但总乐于倾听他人。该游戏的最佳形式是，那些不辞辛劳已找精神科医生审查过自己的动机并在扮演此角色之前学会应该避免哪些错误的人，才是最好的游戏者。

五 他们会很庆幸认识了我
（They'll Be Glad they knew Me）

命题。这是"我要让他们看看"游戏的一个更有价值的变体。"我要让他们看看"有两种类型：破坏型和建设型。在破坏型游戏中，怀特通过对他们造成伤害来"让他们看看"。因此，他会通过操纵将自己置于一个优越的位置，他这样做不是为了威望或物质奖励，而是因为这种地位能赋予他发泄怨恨的权力。在建设型游戏中，怀特努力工作，尽一切努力来获得声望，既不是为了提高技艺或获得正当的成就（尽管这些成就可能处于次要地位），也不会直接伤害他的敌人，而是通过此种方式令别人对他充满嫉妒或为没有更好地对待他而深感遗憾。

在"他们会很庆幸认识了我"游戏中，怀特在努力为之前的同事谋利益，而非与他们作对。他希望向他们表明的是，他

们理应对他表示友好和尊重，并且他想向这些人证明，为了他
们自己能获得满足感，对他做出这样的判断也是正确的。为
了让他在这个游戏中稳操胜券，他的手段和目的都必须值得
尊敬，这就是此游戏比"我要让他们看看"的优越性之所在。
"我要让他们看看"和"他们会很庆幸认识了我"只能是获得
成功的次级获益，而不是游戏本身。当怀特更感兴趣的是对敌
人或朋友的影响而非成功本身时，它们就变成了游戏。

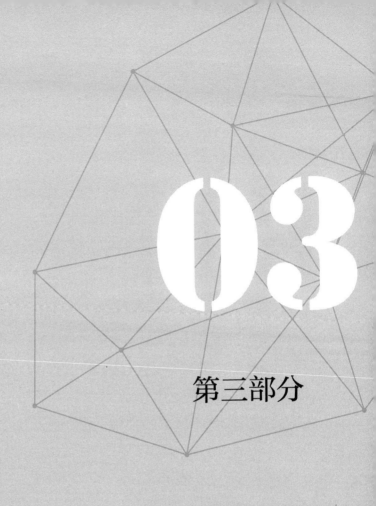

03

第三部分

不 只 是 游 戏

第十三章　游戏的意义

1. 游戏是代代相传的。一个人最青睐的游戏可以追溯到他的父母和祖父母，并可以传递给他的孩子；反过来，除非游戏被成功干预，否则他的孩子又会把游戏传授给他们的子子孙孙。因此，游戏分析处在一个宏大的历史背景中，可靠地说，可以往前追溯一百年，并往后预测至少五十年。如果打断这条延续了五代甚至更多代人的链条，就可能产生几何级的渐进效应。目前很多在世者的后代会有二百人之多。游戏在代代相传的过程中可能会被削弱或改变，但似乎出现一种极强的倾向，那就是人们即使不与玩完全相同游戏的人结合，至少也会与玩相关游戏的人繁育后代。这就是游戏的历史意义。

2. 抚育"孩子"基本上是一个教会他们玩何种游戏的过程。不同的文化和不同的社会阶层喜欢不同类型的游戏，不同的宗族和家庭会喜欢这些游戏的不同变体。这就是游戏的文化意义。

3. 游戏夹在消遣和亲密之间，三者关系如同一个三明治。消遣随着不断重复而变得乏味，就像连续参加促销鸡尾酒会也会趋于无聊。严格做到谨言慎行才会实现亲密，而且亲密受到了父母自我状态、成人自我状态和儿童自我状态的区别对待。除非是在隐私方面，否则我们的社会并不赞成坦诚相待；理智的人明白，人们总会滥用坦诚；儿童自我因害怕揭穿真相而畏惧坦诚。因此，为了摆脱消遣带来的无聊，同时又不暴露于亲密的危险之中，大多数人都会在有条件的情况下妥协而去玩游戏，因而游戏占据了社会交往中大部分更为有趣的时间。这就是游戏的社会意义。

4. 人们会选择玩相同游戏的人做朋友、同事和至交。因此，在一个特定的社交圈（上层社会、少年犯罪帮派、社交俱乐部、大学校园等）中，每一个重要成员的行为方式和另一个社交圈成员的行为方式可能完全不同。相反，一个社交圈中的某个成员如果改变了游戏规则，他就会受到排挤，但他会发现自己又被其他社交圈所欢迎。这就是游戏的个人意义。

注记：

读者现在应该能够理解数学游戏分析和沟通游戏分析之间的基本区别了。数学游戏分析假设游戏者是完全理性的。而沟通游戏分析所处理的是非理性的，甚至是荒谬的游戏，因而更为真实。

第十四章　游戏者

很多游戏都是精神困扰者玩得最为激烈；一般来说，他们越是心神不宁，其所玩游戏的程度就越激烈。然而，奇怪的是，有些精神分裂症患者似乎拒绝玩游戏，且从一开始就要求坦诚相见。在日常生活中，有两类人玩游戏的态度最为坚定，他们是：愠怒之人（the Sulks）、怪人（the Jerks），或者说古板的人（the Squares）。

"愠怒之人"是指对母亲生气的男性。经调查发现，这种人自小就开始对母亲心生怨愤了。他常常为自己的愤怒找到一个很好的"儿童自我"的理由：母亲可能在他童年时期的某个重要时刻，如因生病住院或可能生了太多兄弟姐妹而"抛弃"了他。有时，母亲对他的抛弃是刻意而为；她可能为了再婚把他交给别人寄养。无论如何，从那以后他便一直怨恨在心。他不喜欢女人，即便他有可能是一个风流浪子。因为生气从一开始就是刻意为之，所以这种决定在他人生的任何时刻都可以转变，就像小孩子到了吃饭时间便不再生气一样。无论对生气的成年人，还是对恼怒的小男孩来说，改变生气这一决定的要求都完全一样。他必须能保住颜面，而且必须得到一些有价值的东西来换取他生气的特权（即解除他的怒气）。有时如若患者不再生气，一个本来可能持续数年的"心理治疗"游戏就会因此而中止。这需要患者仔细准备，也需找到适当的时机，并采取正确的方法。就像对生气的小男孩采取恐吓效果不佳一样，治疗师采用愚笨或欺辱患者的方式也不会有更好的结果；从长远来看，患者会因治疗不当而向治疗师进行报复，正如小男孩最终会报复他那笨拙的父母一样。

对于生气的女性，如果是对父亲生气的话，情况与上述相同，只是稍有改变。此时，必须由一位擅长沟通策略的男性治疗师来处理她们的"假肢"游戏（"对一个有这样父亲的女人，你还有什么期望呢？"）。否则治疗师就有被患者丢进"与父亲是一丘之貉"的垃圾桶的可能。

每个人内心都有些许"怪人"的成分，但游戏分析的目的在于把"怪人"成分控制在最低限度。"怪人"对父母自我状态的影响过于敏感。因此，他的成人自我的数据处理及其儿童自我的自发性很可能在关键时刻受到干扰，从而导致不适宜或笨拙的行为。在极端情况下，"怪人"会与谄媚者（Toady）、爱炫耀的人（Show-off）和狐假虎威者（Cling）结合在一起。不能将此"怪人"与思绪混乱的精神分裂症患者相混淆，因为后者不具备正常运作的父母自我，其成人自我状态也几乎没有功能，所以他只能在困惑混乱的儿童自我状态之中来面对这个世界。有趣的是，"怪人"（Jerk）通常是仅适用于男性的绰号，或在极少数情况下用于男性化的女子。"一本正经者"（Prig）更接近于古板的人（Squre），它通常用来描述女性，但偶尔也会用于有点儿女性化的男性。

第十五章 一则游戏示例

请看以下患者（P）和治疗师（T）之间的对话：

患者（P）："我有一个新的目标——那就是按时行事。"

治疗师（T）："我会试着配合你。"

患者（P）："我并非为了你才这样做，我只是为了我自己……你猜猜我这次历史考试拿了多少分！"

治疗师（T）："B+。"

患者（P）："你是怎么知道的？"

治疗师（T）："因为你害怕得到 A。"

患者（P）："是的，我本来可以得到 A，但我把试卷又翻了一遍，划掉了三个正确答案，改成了错的。"

治疗师（T）："我喜欢我们这样谈话。这没有一点儿'怪人'的成分。"

患者（P）："你知道，昨晚我在想我到底已经取得了多大改善。我想我现在只剩下17%的'怪人'成分了。"

治疗师（T）："嗯，今天早上到现在为止，你的'怪人'成分是零，所以在下一次会谈中，你可以享有34%的'怪人'成分。"

患者（P）："这一切都是从六个月之前开始的，那时我正在端详我的咖啡壶，那是我第一次真正看到它。你知道我现在的情况，我能欣赏到鸟儿的唱歌，我看着周围的人们，他们作为真实的人就在那里；最重要的是，我也真真切切在那里。我不仅在那里，此时此刻，我也是在这里的。还有一天，我正站在画廊里欣赏着一幅画，这时一个男子走过来说：'高更的绘画很不错，是不是？'然后我说：'你也很不错。'于是我们出去喝了一杯，他是个很棒的男人。"

以上展示的是两个自主性的成人自我之间进行的摒除"怪人"成分并且在无游戏状态下的对话，对这段话的注解如下：

"我有一个新的目标——那就是按时行事。"这是患者在按时行事的事实之后才宣布的。患者之前几乎总是迟到，但这次她做到了按时到场。如果守时对患者来说是一种决心，一种体现"意志力"的行为，一种成人自我对儿童自我的压力，那患者下次还会迟到，而且在事情发生之前就会宣布："这是我最后一次迟到了。"这种宣告是在试图建立一个游戏。而她现在的宣称并非如此：现在它是一种成人自我的决定，一个目标，而非一种决心。患者还会继续守时。

"我会试着配合你"不是一种表示"支持"患者的说法，也不是另一个"我只是想帮助你"游戏的起步。患者的会谈时间是在治疗师的咖啡休息时间之后。由于她习惯性迟到，治疗师也养成了拖拖拉拉很晚才回治疗室的习惯。在患者宣称自己会守时后，治疗师知道她是认真的，于是也做出了自己的宣告。这种沟通恰似一份成人自我状态下达成的合约，双方都会遵守，而不是患者的儿童自我戏弄治疗师的父母自我。由于父母自我的心理地位，治疗师会感到被迫要做一个"好爸爸"，才说他会与患者合作。

"我并非为了你才这样做。"这强调了她的守时是所做的一个决定，而非一种被用作虚假顺从游戏一部分的决心。

"猜猜我这次考试得了多少分"。这是一种消遣，双方对此都心知肚明并沉迷其中。治疗师没有必要通过告诉她这是一种消遣，来展示自己有多么警觉，因为患者已经明白这个事实；患者也不必因为这仅是一种消遣而克制自己不去玩它。

"B+。"治疗师认为就患者而言，这是她唯一可能的成绩，他没有理由不把自己的估计说出口。虚伪的谦虚或对畏惧犯错可能会让治疗师假装不知道。

"你是怎么知道的？"这是一种成人自我的询问，而不是一个"哇，你真了不起"的游戏，因而它值得治疗师给出中肯的回答。

"是的，我本来可以得到 A。"这是一个真正意义上的考试。患者并没有因为强词夺理或恳求而生气，而是如实直面自己的儿童自我。

"我喜欢我们这样谈话。"这句话和下面那句半开玩笑的评论都是双方的成人自我相互尊重的表达，也许还稍有一些接近于"父母自我—儿童自我"的消遣，治疗师和患者都能选择是否继续此消遣，而且他们两个对此都心知肚明。

"这是我第一次真正看到它。"患者此时能够拥有自己的意识，而不再是被迫按照父母要求她的那样去看咖啡壶和周围人。"此时此刻，我就在这里。"她不再生活在过去或者未来，但如果有用的话，她也可以对之进行简短的讨论。

"我说：'你也很不错。'"她不必再浪费时间和新认识的人玩"画廊"游戏，尽管她愿意的话，她也可以玩。

治疗师这一方则不觉得有义务去玩"心理治疗"游戏，在谈话中他有好几个机会提出有关辩护、移情的问题或进行象征性解释，但他能顺其自然，并不感到任何焦虑。不过，查明她在试卷中答错了哪些题以备将来参考，似乎还是值得一试的。遗憾的是，在这次会谈的剩余时间里，患者那 17% 的"怪人"以及治疗师 18% 的"怪人"成分还会时不时表现出来。总体来说，以上所呈现的整个过程构成了一种启发某些消遣的活动。

第十六章　自主性

自主性的实现表现为三种能力的释放或恢复，它们分别是：意识、自发性和亲密。

意识（Awareness）。"意识"意味着能够以自己的方式观察咖啡壶或聆听鸟儿鸣叫等，而非按照别人所教导的方式。我们有充分理由假定，婴儿的视觉和听觉能力与成年人具有本质上的差异 [1]，而且婴儿在出生后的最初几年虽智商偏低，但更具审美性。当一个小男孩愉悦地观赏鸟儿并欣赏着它们的歌唱时，他的"好父亲"走了过来，自认为他应该和小男孩"分享"自己的经验来促进儿子的"成长"。他说："那是一只松鸦，这是一只麻雀。"当小男孩开始关注哪只是松鸦，哪只是麻雀时，他再也看不见这些鸟儿，也听不见它们悦耳的歌唱了。他不得不按照父亲希望的方式去看与听。父亲有充分的理由这样做，因为很少有人的一生可以这样聆听鸟儿歌唱，而且对小男孩越早"教育"越好。也许他长大后会成为一名鸟类学家。只有极少数人仍然可以继续用儿时的方式来看和听；人们当中的大多数已经失去了成为画家、诗人或音乐家的能力，即使他们有这种资质，也无法选择直接去看和听；他们不得不获得间接的感知。在这里，我们将这种天然感知能力的恢复称为"意识"。生理层面上的"意识"是指一种直观感知（eidetic perception），它与直观意象（eidetic imagery）联系在一起[2]。或许在味觉、嗅觉和肌肉运动知觉（kinesthesia）领域，至少还有某些人保留着这种清晰的感知，于是成了相应领域的艺术家：厨师、香水师和舞蹈家。他们面对的一个永恒问题是，找到能够欣赏其作品的观众。

"意识"需要人活在此时此地，而非他处，也不是在过去或未来。在美国人的生活中，早上匆忙开车去上班的场景就是一个很好的范例。这里决定一个人是否具有"意识"的关键性问题是："当身在此处，你的心在哪里？"这里有三种常见的情况。

1. 如若一个人的首要任务是守时，那他的身与心相距最远。他的身在车里，而他的心却飞到了办公室门口。他对当下环境全然不知，除非当时周遭事物阻碍了他的身追赶上他的心（即路况阻碍了他赶路）。这类人就是"怪人"（Jerk），其最关心的是老板会怎么看他。如果他迟到了，他会竭尽全力赶到办公室，表现得上气不接下气。在他们心目中，顺从型的儿童自我占据了主导，此时他玩的游戏是"看看我已经多么努力地试过了"。在开车的时候他几乎完全丧失了自主性，作为一个人，他身体虽活着，但本质上近乎死亡。这很可能就是最容易导致高血压或冠心病的情形。

2. 另一方面，"愠怒的人"（Sulk）不会太关心准时到达，而是将更多心思花在为迟到找借口。意外事故、交通灯的问题、糟糕的驾驶技术或其他人的愚蠢都与他的借口计划极为契合，他还会暗暗高兴地期待这些事情，并促成他进行叛逆型儿童自我或公正型父母自我的游戏——"看看他们都让我做了些什么"。除非符合他的游戏所需，否则他也会对周遭环境视若无睹，所以他只有一半活着——身在车里，心却在外面寻找瑕疵和不公正的理由。

3. "天生的驾驶员"（Natural Driver）不太常见，对他来说，开车是一种科学和艺术的完美结合。当他敏捷而熟练地在车流中穿行时，他与车合二为一，也对四周事物漠然置之，除非周遭环境为他提供了驾驶技术发挥的空间，而这种技艺本身就是回报，但他对自己具有非常清晰的意识觉察，也能将车控制得游刃有余。在这种程度内，他还活着。这种驾驶在形式上是一种成人自我的消遣，而他的儿童自我和父母自我也可以从中得到满足。

4. 第四种情况是有意识之人。他不会匆忙行事，因为他活在此时此地：天空、树木以及对运动的感觉。匆忙就意味着忽视周遭环境，而只关注到一路上超越自己视野的未知事物，或者仅仅关注障碍，或仅关注自己。有一位中国人准备搭乘一列美国地铁时，他的一位白人同伴指出，乘坐快车可以节省 20 分钟的时间，于是他们转乘快车了。他们在中央公园下车后，那位中国人却坐到公园的长凳上，这令他的朋友惊诧不已。"你看，"这位中国人解释道，"既然我们节省了20 分钟，那我们就可以在这里多坐上 20 分钟来欣赏周围的美景了。"

有意识之人是真正活着的，那是因为他明晰自己的感受，知道自己身在何处，所处何时。他知道，在他死后，这些树仍会在此长存，但他已经不再能去那里观赏它们了，所以纵然满怀辛酸，他现在就想好好来看看这些树。

自发性（Spontaneity）。自发性意味着选择的自由，即从各类感受（父母自我的感受、成人自我的感受和儿童自我的感受）中自由进行选择和表达自己的感受。它也意味着解放，从玩游戏的强迫性中解放，以及从仅能感受别人教导他应该拥有的感受中解放出来。

亲密（Intimacy）。亲密意味着一个有意识之人自发的、不参与游戏的坦诚状态，亲密解放了有着异常清晰感知的、未被腐蚀的儿童自我，而此时此地，儿童自我便能全然在天真状态中生活而得到自由释放。实验[3]表明，异常清晰的感知可以唤起情感，而坦诚能激发积极的情绪感受，因此甚至还存在"单方亲密"——这个名称较为生疏，但该现象广为人知，那就是专业的诱惑者能够在不卷入自身情感的情况下俘获他人的心。他们的做法是鼓励对方直视自己的眼睛，并畅所欲言，而他们自己却满怀戒备，佯装给对方同样的回应。

因为亲密在本质上是自然型儿童自我状态的一种功能（尽管它会在心理层面和社会层面的沟通相交融的复杂形式中表现出来），因此，如果不被游戏所干扰，它往往带来良好的结果。通常情况下，正因儿童自我对父母自我影响的适应才破坏了亲密，而最不幸的是，这几乎是一种普遍现象。但实验证明，除非他们受到污染，或者在他们堕落之前，大多数婴儿似乎都具有爱的能力，这就是亲密的本质。

参考文献

[1] Berne E. Primal Images & Primal Judgment. *Psychiatric Quarterly*. 1955, (29): 634–658.

[2] Jaensch E. R. *Eidetic Imagery*. New York: Harcourt Brace & Company, 1930.

[3] 旧金山社会精神病学研讨会（San Francisco Social Psychiatry Seminars）

所做的这些实验仍处于初步研究阶段。应用沟通分析进行有效实验需要特殊的培训和经验，就像使用色谱分析法或红外分光光度测定法进行有效实验一样。对游戏和消遣进行区分并不比对恒星和行星进行区分容易。详见 Berne E. The Intimacy Experiment. *Transactional Analysis Bulletin*. 1964, (3): 113; More About Intimacy. 同上 . 1964, (3): 125.

[4] 有些婴儿在很早就开始堕落或遭受饥饿之苦（消瘦，出现肠绞痛某些症状），因而从未有机会锻炼这种能力。

第十七章　自主性的获得

　　不管是有意还是无意，父母从孩子一出生，就开始教导他们如何行动、思考、感受和感知了。摆脱这些影响并非易事，因为这些影响已根深蒂固，并且对孩子在其最初的二三十年的生理生存和社会生存方面十分必要。事实上，当个体开始进入一种完全自主的状态，他才有可能摆脱这些影响。这种完全自主状态是指个体具备意识、自主和亲密的能力，并且能够自行决定父母教导中哪部分是可以接受的。在人生早期的某些特定时刻，他会决定怎样去适应父母的这些影响。由于其适应在本质上是一系列可以撤回的决定，在有利且适当的情况下，个体可以转变这些决定。

　　因此，要想实现自主性，就需推翻包括第十三、十四和十五章所讨论的所有与自主性相左的行为。而且，这种推翻过程永远不会终结：这是一场永不停息地对抗重蹈覆辙的斗争。

首先，正如第十三章所言，必须承受住整个氏族或家庭的历史传统所带来的压力，就像玛格丽特·米德（Margaret Mead）所研究的新几内亚村民 [1] 一样；其次，必须摆脱个人的父母、社会乃至文化背景所施加的影响，也必须摆脱整个当代社会的总体要求。最后，也必须摒弃个体从直接社交圈子中所得到的部分或全部获益。此外还应该避免第十四章所描述的"生气的人"或是"怪人"游戏中所有容易发生的放纵行为，并摒弃所有从中获得的回报。在此之后，个人必须实现对个人和社会的控制，这样附录所描述的所有行为类别，也许除梦以外，便都会成为仅受其个人意志支配的自由选择对象。这样，他才能为参与无游戏状态的人际交往做好准备，正如第十五章示例中所示的那样。到了此时，他也许才能发展自己的自主能力。从本质上说，实现自主性的整个准备过程就是与父母（以及其他父母自我的影响）友好分离的过程，以便我们可以偶尔愉快地探访他们，但不再受他们的主导。

参考文献：

[1] Mead M. *New Ways for Old*. New York: William Morrow & Company,1956.

第十八章　游戏之后，是什么？

　　本书第一部分和第二部分中所呈现的是一种阴暗的人生景象，即人的一生主要是在"死亡或圣诞老人到来"之前填充时间的过程，除此之外，几乎别无他选。即使有，也不过是在漫长等待中来实施的某种交易，这种人生情形虽司空见惯但绝非最终答案。对某些幸运的人而言，确乎有一种事物可以超越所有类型的行为，那就是意识；有些事物可以超越程序化的过去，那就是自发性；还有某种事物比游戏更有获益，那就是亲密。但对没有准备的人而言，这三种事物都可能是令人生畏甚至是凶险的。也许他们最好不去追寻这些而是安于现状，采用最为普遍的方法来寻求解决方案（例如采取"团结"这一社交行为）才是更为明智的做法。这或许意味着整个人类都没有希望摆脱这种人生现实，但对个别人而言，希望依然存在。

附录　行为分类

在任何特定的时刻，人都会进行以下行为分类中的一种或多种行为：

类别 l：内部程式化（早期心理）。自闭症行为。

次序：（a）梦。

（b）幻想。

系别：i. 外在的幻想（实现愿望）；

ii. 自闭症沟通，非适应性的；

iii. 自闭症沟通，适应性的（带有新近精神病学的程式化）。

（c）神游症。

（d）妄想行为。

（e）非自主行为。

系别：i. 抽搐；

ii. 怪诞的言谈举止；

iii. 动作倒错。

（f）其他。

类别Ⅱ： 程式化可能性（现今心理）。经过现实检验的行为。

次序：（a）活动。

系别：i. 职业、贸易等；

ii. 运动、爱好等。

（b）程序。

系别：i. 数据处理；

ii. 技术。

（c）其他。

类别Ⅲ： 社会程式化（部分是外在心理）。社会行为。

次序：（a）仪式和典礼。

（b）消遣。

（c）操作和策略。

（d）心理游戏。

亚次序： A. 职业游戏（角型沟通）。

B. 社交游戏（双重沟通）。

（e）亲密。

在此分类系统中，本书前面所讨论的社交游戏属于以下分类体系：类别 III，社会程序化行为；次序（d），心理游戏；亚次序 B，社交游戏。

最后一行的亲密，是最后一个类别，是脱离游戏状态生活的一部分。

读者可以随意对以上分类提出批评（但请不要嘲笑）。在这里之所以列出这种分类系统，并不是出于作者的青睐，而是因为它比目前所使用的其他分类体系更为有效、真实和实用，并且对那些喜爱或需要分类的人来说，这种分类对其大有裨益。